U0208880

How to Burn Your Body Fat
in the Most Effective Way

跑步瘦身法

〔日〕中野·詹姆斯·修一 _著

王雪_译

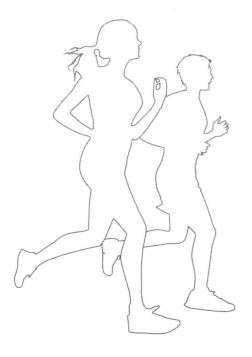

南海出版公司

新经典文化股份有限公司
www.readinglife.com
出 品

目录

第二章　转眼就让体脂肪率下降的跑步瘦身法

第三章　更高效瘦身的加速瘦身法大公开（健身篇）

第四章　更高效瘦身的加速瘦身法大公开（饮食篇）

序

买下这本书，可以说你的选择非常正确。你一定会非常开心。

为什么我会如此断定？因为就瘦身而言，跑步的人比只是节食的人、痛苦地尝试激烈运动的人更容易获得压倒性的成功。

跑步，就可以瘦身。无论采取怎样的跑步方法，只要坚持，身体就会有变化。这一点毋庸置疑。

但是，当我看到许多有瘦身诉求的跑者时，脑海中总是会跳出诸如"啊，太可惜了！""换一种方法可以更有效瘦身"等想法，多得数不清。这么说并不是夸张，其实只需要了解些许跑步的知识，掌握相关窍门即可轻松实现瘦身。

虽然书名是"跑步瘦身法"，但身为作者的我，既不是马拉松选手，也不是跑步专家。

我是塑身专家。我一直在美国从事健身教练一职，美国的健身业十分发达，我也因此积累了丰富的经验。二十多年来，我作为教练，给许多学员提供了身体、精神两方面的指导。跑步方法之类的指导自不必说，我还会运用运动医学、运动生理学、心理学、营养学等相关知识，提出最适合学员的训练方案。

在我的学员中，既有体重超过100公斤的超重人士，也有仅重30公斤的苗条人士；既有年过七旬的老人，也有十几岁的孩童；更有在奥运会或箱根驿传①上大显身手的顶级运动员，我都尽己所能地给予了他们支持与帮助。

幸运的是，我还会接到很多艺人、模特和企业家的委托。他们一般都要求必须在一定期间内看到瘦身成果。

在认真地逐个解答他们的烦恼、改变他们身体的过程中，我将其中一部分经验总结成跑步瘦身法。现在，我就将这套方法介绍给正在阅读此书的你。

虽然总是说要自我克制……实际上，我以前十分讨厌跑步。不仅如此，在美国时，虽身为教练，有段时期却胖到体重超过90公斤。如今，我仍旧喜爱甜点，奶油是我的最爱。出差时，定会沉浸于一心一意寻找美食的乐趣之中。所以，我能够深深地体会节食者的心情。

从某种意义上来说，跑步瘦身法是为既是塑身专家又不愿戒掉美食的我自己而研究出的方法。

跑步瘦身法分为三步。

---

①全名为"东京箱根间往复大学驿传竞走"，是日本历史最悠久的长跑接力比赛。

首先，迈出第一步。

对于抱有想要变瘦诉求的学员，跑步是我建议的最有效手段之一。

因为，跑步是最简便并且可以切实燃烧脂肪的运动。然而，如果被问及"今天试着跑跑步怎么样？"，一百人中会有一百人当即回答："啊！不，不跑！"一开始就说"我喜欢跑步，想认真地开始！"的人，在迈出起跑的第一步前是不存在的，完全是零。

听我这样说，也许有人会产生些许不安，认为"也许我不适合跑步"。可是，适合不适合，不尝试跑一跑，又怎么会知道？顺带一提，刚才所说的那类学员，很多人已经开始享受跑步，乐在其中了。

其次，变成习惯。

据说，能够坚持跑步一年的，四人中仅有一人。大多数人无法坚持下来。 特别是对于没有运动习惯的人来说，坚持跑步更是一道难以逾越的障碍。

刚开始跑步的人有着各种各样放弃的理由。"试着跑了一次，实在是吃不消。""工作繁忙，没办法坚持。""膝盖和腰好痛。"

如果是这些理由让你无法跑下去，那绝不是因为你缺乏毅力和耐力。

将跑步习惯化，需要分阶段进行。首先最重要的，是从最合适的级别开始。 如果把这一点搞错了，就无法顺利跑下去。

最后，给予身体必要的刺激。

许多人虽然会定期跑步，但他们并不清楚如何根据自己的身体情况调整，有效减掉脂肪。"这样做会瘦！"他们自顾自地想着，开始全力以赴。但或许他们使用的方法毫无意义，甚至还会给身体造成负担。

当然，养成了跑步习惯后，都会迎来一段体重、体脂肪率不再变动的瓶颈期。为了克服这一瓶颈期，我给大家介绍了需要从各个方面注意的"瘦身关键"。

从我提供的信息中，逐个尝试现在的你所能利用的方法，找到最适合你的最有效的跑步瘦身法。只要你掌握了它，你的身体将一生受益。

希望本书可以激励在瘦身过程中遇到挫折的你，如私人教练般给你提供许多有用的信息，引导你塑造理想的体形。

既不是为了"快跑"，也不是为了"跑完全程马拉松"。现在就和我一起开始更高效地跑步瘦身吧！

第一章

回答无法坚持跑步者的疑问

"虽然想试着去跑步，但最终肯定连 100 米也坚持不了。""身为一个运动白痴，跑步真是相当困难啊。"

有许多人在谈到跑步时，都会说出类似的话语。听到他们这么说的时候，我总是会立即回答："你被骗了，为什么不试着去跑一跑呢？"我之所以会这么说，是因为上学时在体育课上掉队的人，即被叫作"运动神经迟钝的人"，往往会渐渐沉迷于跑步，令人大跌眼镜。

"啊，你又在信口开河了。"

你一定会这样怀疑吧。

但是事实上，有很多为了瘦身或保持健康而开始跑步的人，最后完全成了马拉松的俘虏，这样的例子并不罕见。在我的众多学员中，也有很多这样的人，甚至还有五十多岁才开始跑步，却挑战了 100 公里马拉松的女士。

本书介绍的跑步瘦身法，既不需要有优秀的运动神经，也不需要有运动经验。详情之后会为大家介绍，在此我想强调的是，想要充分燃烧脂肪，慢跑是最有效的方式，它就如同走路一样，是任何人都可轻松掌握的运动。

要想熟练掌握游泳、网球或滑雪等运动，必须具备一定的技巧。许多人虽然尝试着去挑战，但往往还没练一个小时，便遭受打击——"啊，果然还是不行！"

然而，如果尝试着慢跑又会如何呢？即便是一直被看作运动神经迟钝的人，只要下定决心，就可以在当天立即开始。

不仅如此，通过慢跑，每周都可以切实体会到锻炼成果，也是很好的体验。每次跑步，心肺功能都会有所提升，耐力在不知不觉间渐渐提高。这周比上周更好，下周比这周更强，呼吸急促的情况渐渐消失，向前迈出的脚步越来越轻松，每周都可以感受到自身体能水平的提高。

如果练高尔夫球或者网球，就算再怎么努力练习，一周也不可能速成。唯有历经4～5年的训练，才可切实感受到进步。对于不擅长运动的人来说，恐怕需要花费更长的时间。如此一来，运动的热情恐怕会被慢慢磨光。

在运动方面没有留下什么美好回忆的人，似乎更容易沉迷于跑步给身心所带来的巨大变化之中。其实，如增田明美女士和尾崎好美女士这样参加过奥运会的马拉松选手，就说过"其实，对于马拉松以外的运动，真的不在行"。

只要开始跑步，不管是耐力、肌力，还是卡路里的消耗量，都会收到令你惊喜的效果。

在发起挑战之前，请不要放弃，迈出第一步吧！

你会惊奇地发现，自己竟然可以做到。

"我太胖了，没有自信去跑步……"
——用快走来改变身体吧！

运动可以瘦身。想必谁都懂这个道理。

但是，晃动着笨重的身体跑步，无论如何也无法坚持下去。"那个人是想瘦身吧。"—— 一定会被旁人这样看待，并承受他们无所顾忌的打量，实在是难为情……正是由于这样的不安和难为情，许多人始终无法踏出最开始的那步。

"等瘦一点再跑吧……"于是就这样改变了想法，结果始终无法抓住变瘦的机会。

好不容易有了干劲，却一拖再拖，最终只能拖着肥胖的身体度过一生。如果无论如何也无法拿出自信，那么，外出时，试着把走路的速度稍微调快一点怎么样？

作为指导者，我绝对不会对超重的学员直接说："接下来，努力跑步瘦身吧！"因为对于没有运动习惯的人来说，在超重的状况下跑步瘦身，将会承担伤病等巨大风险。

跑步时，双脚有一个腾空的瞬间。在这个瞬间后，单脚着地时所承受的重量，约为体重的 3 倍。体重若为 60 公斤，则须承受 180 公斤的冲击；体重若为 100 公斤，则须承受 300 公斤的冲击。如果还没有具备可以承受巨大冲击的肌肉便开始跑步，膝盖、脚踝、脚掌和腰部将会承受巨大的压力，极易导致瞬间的疼痛感。如此一来，可就不是瘦身的问题了。

　　对于超重的、没有运动习惯的人，首先给出的建议是：塑造可以跑步的身体。最佳方法是：散步。

　　"散步什么的，是老年人才会做的吧。太弱了。"肯定有人会这么想。

　　实际上，那些被誉为跑步精英的马拉松选手，在认真地开始跑步前以及伤病复出之后，为了锻炼基础的肌力、体力，都会从散步开始

快走，可消耗更多体脂肪

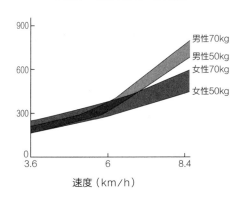

慢走（时速 3.6 公里）1 小时可消耗 150~200 千卡能量，稍微快走（时速 6 公里）则消耗的能量可倍增至 300~400 千卡。进一步提速，以小跑的节奏步行（时速 8.4 公里）则可飞升至 500~750 千卡。

做起。并且，对于普通人来说，散步的可实施性更强。比如可以将其纳入上下班、上学和休息日的出行方式中，还可以信步到比平时更远的目的地等，日常生活中都可以轻松实现。

只要每日坚持做到这些，卡路里消耗量就会飞涨。有的人坚持两周，就会看到体重的变化。

散步速度逐渐加快，消耗的能量也渐渐增加。**坚持快走，体脂肪确实会减少。**最终，体重减轻，不知不觉间就塑造出适合跑步的身体。所以，超重的人，请尝试从快走开始吧。

如果只是漫不经心、悠然自得地走路，那么不必期待会有多大的减重效果。瘦身的关键在于，以呼吸稍微困难的速度敏捷利落地走。有意识地渐渐扩大步幅，循序渐进。扩大步幅，自然就会用到臀部和大腿的肌肉。于是，呼吸加深，肺吸入大量氧，大量血液从心脏输送至下半身。于是就这样悄然无声地锻炼了心肺功能，有效提升了下半身的肌力、耐力。

一定会有人疑惑："提高肌力和耐力有什么好处？我只是想瘦身而已。"可不要小瞧它们！提高了这两项，就不会轻易感到疲劳了。**慢慢地，就连对什么事都提不起精神的人，也会开始积极运动，身体变得敏捷利落。每天消耗的卡路里也会在不知不觉间增加，肌肉渐渐变得紧实。**

如果超重的人想要迅速强化最令人担心的膝关节，我推荐利用楼梯来训练。上下楼梯虽然与跑步时一样，有单脚支撑全身的瞬间，但**膝关节承受的负荷是跑步时的一半，仅为体重的 1.3～1.6 倍。**所以，上下楼梯这种运动，既不必承受过多的负荷，又可以强化保护膝关节的肌力，而且，比行走更能锻炼脚力和心肺功能。

只是远离电梯，身体就会有变化。

在车站、过街天桥、工作单位或住宅公寓，有意识地避开手扶式电梯或升降式电梯，对于那些"没有专门行走时间"的大忙人来说，也可以做到。上楼主要用到大腿前侧的股四头肌，下楼主要用到大腿后侧的腘绳肌，都是我们主要使用到的肌肉，上下楼梯可以使它们交替得到锻炼，进而使身体得到均衡的锻炼。

"因为太胖了，想要瘦身，但又没有坚持跑步的自信……"

我最想让这类人在读完本书后感受到跑步的乐趣。放弃之前，请先尝试一下每天快走 10 分钟怎么样？在这一过程中，感受身体的变化，继续向前吧。

"说起来，以目前的身体状况，突然练习跑步可以吗？"
——可以做个简单的即时测试。

"如果决定跑步了，那么一定要趁热打铁！"抱有这种想法而热血沸腾地跑起来的人，出乎意料地多。可是，跑了几次之后，膝盖或脚踝就开始酸痛，心情变得不安："跑步对我来说，真的没问题吗？"好不容易高涨的热情也急速丧失。即使已经进行了些许行走锻炼，没有运动习惯的人初次跑步时，腿部应该也会感受到过去从未有过的冲击。

"就算有点疼，也能忍耐。"即便忍受着疼痛坚持跑步，跑步的距离和时间也无法延长，消耗的卡路里也就不会增加。因此，要想有效瘦身，塑造可以跑步的身体也很重要。

为了测验在某一段距离和时间内，自己的身体是否具备可坚持跑完的最小肌力，让我们来做个简单的测试吧。

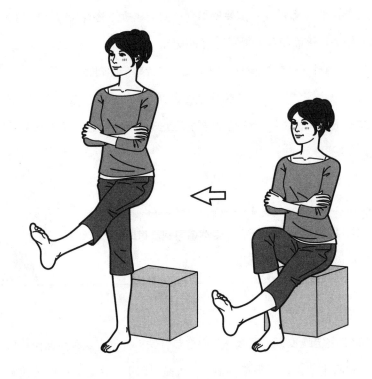

CHECK 【起立测试】

坐在椅子的边缘处，双臂十字交叉置于胸前。左腿前伸，不使用反作用力，右腿慢慢站起。另一边也做同样的动作。

椅子高度的标准：20～30 岁的男性为 20 厘米、女性为 30 厘米；30～

40 岁的男性为 30 厘米、女性为 40 厘米；40~60 岁的男性和女性均为 40 厘米。椅子越低，强度越大。

该测试主要观察以下两点。

1. 可在保证身体平衡的前提下顺利站起。

2. 单脚站立，也可保证躯干不摇晃，顺利地穿上袜子。

若能利落地做到这两点，那么跑起步来也没问题。不过这仅仅是最低限度的要求，还须坚持日常的快走和积极上下楼梯。坚持下去，跑步的距离和时间会一点点延长，脚力会随之一点点加强。

如果还有余裕，可以加入预防膝盖酸痛的肌肉锻炼（参考本书 146 页）。"肌肉锻炼好麻烦，我可不擅长啊"——抱有这种想法的人，请试试本书附录介绍的锻炼方法（参考本书 135 页）。这些肌肉锻炼的特征是，保持同一姿势，让肌肉承受负荷。也许你会怀疑："只是一动不动就会有效果吗？"是的。平时用不到的肌肉会"觉醒"，从而有效增强肌力。

我们的身体依靠肌力的 60%~70% 来活动。锻炼使肌肉持续发力，持续时间久了，肌肉渐渐疲惫。于是，一直沉睡的肌肉陆续觉醒。"**我们不运转的话，主人可就应付不来了哦！**"大量肌肉就这样被激活。

只是给懒惰的肌肉一些刺激，肌力就会提升，膝关节也会比以前更加稳固。不过，屏住呼吸会导致血压上升，在进行肌肉锻炼时，请注意不要憋气。

"一跑步，马上就会累。"

——降低速度也没关系。

好不容易下定决心开始跑步了，但一跑起来就觉得累，这时候，有两个对策供参考。呼吸均匀却抬不动腿的人，需要做强化肌肉的肌力训练。腿部很轻松但呼吸困难的人，需要通过缓急跑的间歇训练来锻炼心肺功能。

虽然这么说，但是，现在仅仅是跑起来，就已经拼尽全力了吧。一定会有很多人说："肌肉锻炼和间歇训练真麻烦啊。""你给的建议太难了，根本没法做。"

那么到底该怎么做呢？

答案很简单。在感到特别疲惫的时候，降低速度即可。可以在中途开始由跑步改为行走，也可以在几分钟之内行走和跑步交替进行。相比追求快跑却因无法跑完目标距离而中途放弃，以符合自身情况的速度跑完目标距离能够燃烧更多的脂肪。

"我跑了几次，但很难坚持下去。"

——仅坚持两周，身体就会改变！

以一周 2~3 次的节奏开始跑步，坚持两周，身体就会发生变化。

"唉，体重和体脂肪率都没有变化！""倒不如说反而增加了……"常常会听到这样的抱怨，作为一名专业的教练，我来给出一个合理的解释吧。

实际上，两周确实可以打开让身体变瘦的"开关"。

抱有"想一个月瘦5公斤"类似想法的人，往往会每天都盯着体重和体脂肪率的变化。请重新好好审视下自己的身体。难道感受不到什么变化吗？

气色变好了、爬楼梯不再气喘吁吁、跑步时迈步越来越轻松……开始实际感受到这些变化，大概需要两周。

这绝不是心理作用。血液循环改善、心肺功能提升，都是每次跑步的成果，是对一直以来坚持不懈的奖赏。

心肺功能，是指心脏泵血的能力和肺部吸入氧气的能力。**燃烧脂肪需要氧气，稳固地将氧气摄入体内，可高效率地将脂肪转化为能量，从而提高脂肪的消耗量。心肺功能的提高，是打开高效率燃烧脂肪开关的证明。**

如果因为两周内体重没有变化——"果然我还是无法变瘦啊！"——就半途而废，那真是太可惜了。**体内的脂肪，是多年的饮食生活和运动习惯积累而成的结果。若仅仅两周，身体就能切换为脂肪燃烧模式，变化也未免太大了。**

测量心肺功能的指标之一是最大摄氧量（VO₂max），即身体每公斤体重每分钟所消耗的氧气量[1]。如果是在设备齐全的健身俱乐部，

---

[1]最大摄氧量的数值，通过训练最高可提升约20%。普通人的最大摄氧量为30~50毫升／公斤／分。据说参加奥运会的选手要求最大摄氧量为80毫升／公斤／分。

在跑步前，建议先在跑步机的体力测量模式下测量数值。

通过定期的测量，可以看到数值的变化。如果实际感受到了变化，也会更有动力。

"快跑就应该会瘦很多！"

——不要着急，否则会降低瘦身效率。

加快跑步速度，体态会变得生动有力，全身肌肉都会被调动起来，血液会充分循环，汗水也不住冒出。

"比起慢悠悠地跑步，感觉高速快跑可以在短时间内消耗更多的卡路里呢。"

我经常从拥有运动经验的人口中听到这样的话。从情感角度，我真想尽情地称赞："真是努力啊！"可是，很遗憾，这种做法与正确的跑步瘦身法相去甚远。

为什么会这么说呢？

若目的是为了突破自己的马拉松最好成绩，做些高速快跑的训练是有效的。但是，若目的是为了高效率地燃烧积存在体内的脂肪，高速快跑以至于气喘吁吁，则会导致相反效果。一定程度上缓慢地跑步，会更加有效地消耗脂肪。

如前所述，体脂肪转变为能量需要氧气。通过运动，体内的类脂质首先在脂肪细胞内分解，输送至肌肉。在肌肉细胞内，分解的类脂质利用氧气变换为能量（即有氧运动）。

然而，如果运动剧烈，身体消耗的便不再是脂肪，而是可快速获取能量的糖（即无氧运动）。**慢跑所消耗的体内糖类和类脂质的比例是各占 50%，冲刺等方式消耗的类脂质竟然会减少 10% 左右。这就是通常所说的"有氧运动比无氧运动更能燃烧脂肪"的原因。**

请仔细想一想。快跑以至于呼吸困难，就会马上感到乏累，无法跑很远吧。跑步距离和时间越长，可消耗的脂肪也就越多。如果短时间内就感到疲惫，是无法期待有什么好效果的。

上气不接下气地全力奔跑，脂肪却并没有减少。"果然跑步很费劲啊。""对我来说不管用啊。"——这样的消极印象反而会增加。如此一来，所有跑步的努力都付之东流。并不是只有肉体上感觉疲劳了才说明瘦了。我们不是兔子和乌龟，成功的秘诀是不要硬来。

"跑步会让腿变粗，是真的吗？"

——不，倒不如说是收紧了！

"有没有什么方法，每月只跑一次步，就能变成模特身材？"

最近我收到了这样的问题。对于这个问题，暂时实在无法回答。"嗯……跑步也不能改变腿长……脸上的脂肪多少会少一点，也许可以变成小脸，但每月跑一次的话，也很难实现。"

"是嘛。那……一周一次呢？"

"一周一次虽然比什么都不做要强……但如果可以，两三天一次，配合快走，效果会很不错。"

"好的，这样的话好像可以坚持下去！其实，我听说跑步会使腿变粗，所以不想增加跑步次数。"

这样的理由让我着实吃了一惊。

本以为无法坚持跑步的理由是没有时间、体力不支，没想到竟然是担心腿会变粗而不想定期跑步。

女性杂志中也提到："女性如果不想让肌肉变得硬邦邦的，最好不要做激烈的肌肉锻炼。"

让我来阐释下科学的观点吧。

若不是注射男性荷尔蒙，只通过一般的肌肉锻炼，女性的肌肉不可能变得硬邦邦！要想让身体特定部位的肌纤维变粗，需要特殊的肌肉训练。要让女性的身体肌肉变得粗壮其实很困难。因为跑步而看出腿变粗这种情况是不会发生的。

如果感到"跑步让腿变粗了"，也许是以下两个因素导致的。

1. 皮下脂肪还没有减掉，就长了肥肉。

虽然跑步次数和距离都有所增加，但若食量也随之增加，脂肪的燃烧量无法超过脂肪的增加量。"因为跑步了"便放下心来，于是比以前吃的更多了。

2. 跑步后，腿部"Pump up"。

跑完步之后，看着小腿肚，会有种变粗了的错觉。

这是因为肌肉被调动起来后，运输能量至该部位的血液聚集，会暂时出现像水肿一样膨胀起来的 Pump up 现象。请放心，马上就会恢复。

是让厚厚的脂肪附着于腿部，还是让肌肉收紧腿部？

其实，"跑步会让腿变粗"这种误解是腿变粗的真正原因。**若不利用占全身肌肉约七成的下半身肌肉来运动，肌肉只会变得瘦弱。**肌肉减少，脂肪便顽固地附着于腿部，让整个腿部显出软塌塌的松弛状。并且，肌肉减少容易产生疲劳感，刚开始运动就会想坐下来休息，无法长时间行走，如此一来，活动量持续减少，逐渐成为不易消耗卡路里的节能体质。

减少电量消耗的节能有助于家计，但减少身体脂肪消耗的节能，可不会令人心情愉悦。

小腿肚又被称为人体的第二心脏，因为它担负着将循环至脚部的血液回流至心脏，又称"挤乳作用"的任务。如果小腿肚的肌肉较少，血液和废弃物容易滞留，腿部容易浮肿，看上去好像变粗了。肌肉量少还容易导致下肢发冷，身体会本能地储存更多能量，难以形成易瘦体质。

腿部肌肉少的人消耗的卡路里也少，所以往往吃得很少就会变胖。因此，即使好不容易减掉脂肪，体形也会很容易恢复至从前。就这样，永远在无法瘦下来的循环中徘徊，无法从肥胖中脱身。

想要收紧腿部，就去跑步吧！

顺带一提，容易便秘而导致腹部凸起的女性，是可以最快速最切实感受到跑步好处的人。很多经常便秘的女性表示，跑步时的振动使肠胃蠕动，可以瞬间改善便秘。

我向为瘦身而尝试跑步的学员提议："真正地试着去跑步怎么样？"得到的回答常常是："跑步是挺好，但节食做不到啊！""跑步之后喝杯啤酒简直太畅快了，饭菜也变得更美味了，反而瘦不下来。"

　　确实如此。实际上，靠突然减少食量的方法瘦身是无法持久的。

　　但是，若是与意志无关的欲望该怎么办呢？

　　因饮食超过需求量而变胖，也许实际上是支配食欲的大脑出现了故障。

　　大脑中的下丘脑具有调整身体至最适合状态的功能。食欲就受下丘脑的摄食中枢和饱腹中枢的控制。

　　例如，运动时，身体会将血液中的糖作为能量利用起来，血糖值下降。与此同时，将能量以脂肪的形式储存起来，荷尔蒙、胰岛素的浓度下降。于是，身体的肌肉和脂肪会被分解，来补充能量的不足。

　　如此一来，血液中的脂肪酸增加，摄食中枢发出"肚子好饿！"的信号，食欲涌现。此时进餐，血糖值和胰岛素的浓度上升，饱腹中枢启动，便会感到"肚子饱啦！"，食欲减退。但是，若生活习惯和饮食生活错乱，则会导致摄食中枢和饱腹中枢渐渐出现故障。没有获得饱腹感的人，就会陷入吃得比需要的量多（即卡路里过量）的状态。

要想修复故障，有效的方法是"试着质疑一下自己的食欲"。"现在，我真的肚子饿了吗？""现在我可以非常享受吃饭的乐趣吗？"将这样的想法在脑海中反复体味，假食欲便很容易消失。

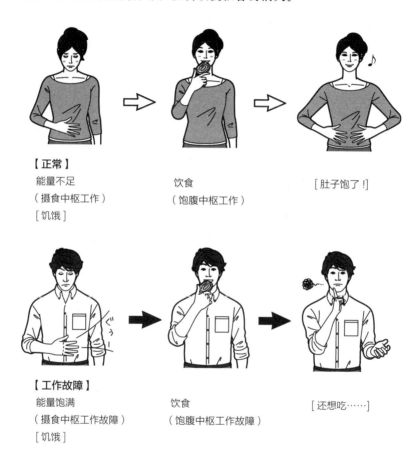

【正常】
能量不足
（摄食中枢工作）
[饥饿]

饮食
（饱腹中枢工作）

[肚子饱了!]

【工作故障】
能量饱满
（摄食中枢工作故障）
[饥饿]

饮食
（饱腹中枢工作故障）

[还想吃……]

无法改掉"跑步后喝杯啤酒"的习惯？

跑完步再喝杯啤酒，感觉十分畅快，但一扎啤酒会不会多了点？好喝到即使肥胖也无法下定决心改掉这一习惯的程度了吗？

我的学员中，最初说着"无法改掉跑步后喝啤酒习惯"的人，也渐渐开始改变想法："好不容易跑步了，若喝上一扎啤酒，就没有意义了。不想白白浪费努力啊。"

就这样，喝下去的啤酒量渐渐减少，作为配菜的油腻的小吃也换成了青豆、柳叶鱼和豆腐。并不是食量减少了，而是通过计算自己"跑步付出的努力"和"食欲"的收支，斟酌出了自然恰当的量。

"不能喝啤酒，终归还是太严酷了。"也一定有人会这么想吧。请放心。并不是完全不能喝啤酒。**不是要忍耐，而是首先改掉什么都不想就直接往嘴里塞食物的习惯。**不过，若下定决心"今天喝扎啤！""今天吃拉面！"，那么当然还是去吃去喝吧！

因为，这时不是大脑的工作故障，而是身体的需要。

"只要出许多汗，就会瘦！"
——不，这样并不能瘦。

在光是走路就会微微出汗的季节，我也经常看到穿着长袖长裤跑步的女士，她们热得满脸通红、汗流浃背。每次与她们擦肩而过，我都无比同情，替她们着急，想对她们大喊："即使穿得那么厚跑步，也不会瘦啊！"你，应该没这么做过吧？

有结论指出，出汗的多少和脂肪燃烧的多少完全没有相关性。

在各种场合，每次被问到类似问题时，我都会给出同样的回答："就算出很多汗，也不会瘦。""就算穿上桑拿服，脂肪燃烧率也不会提高。"接下来就让我来击破多年来都无法根除的"出汗就可以瘦身"的误解吧。

出汗是为了发散体内热量，维持正常体温，绝不是因为体内脂肪在熊熊燃烧才出汗。即便出汗导致体重减轻了，也并不代表瘦了。**瘦身是指燃烧和消耗脂肪，而不是暂时性地脱去水分。**

其实，跑步时有目的地出汗，会给身体带来很重的负担，导致燃烧脂肪的效率下降。比如，有人穿着桑拿服，在桑拿或高温瑜伽之后跑步，甚至有人贴着很多暖宝宝，全身裹着保鲜膜跑步。但无论采用哪种方法，都只会留下痛苦的回忆，根本不会有瘦身效果。

有人会提出反对意见："拳击运动员不就穿着桑拿服嘛。那不是为了瘦身而穿的吗？"

对于拳击运动员来说，首要的是练就肌肉、提升力量。在称重日之前，尽可能在维持力量的同时，减至规定的体重。所以，即使是剪掉头发和指甲，甚至是吐唾沫，也要减重。虽然严苛的训练可以多少减掉些脂肪，但其实减掉的重量中大部分是水分。

他们将汗水挤至极限，也有为闯过严酷的比赛而磨炼身心的意味。

"不能穿瘦身鞋跑步？"

——鞋子必须合脚。

"若跑步时可以顺便塑形该多好啊。于是去买了传说中只要穿上就

会有提臀效果的步行鞋。"在大型咨询公司工作的四十多岁的女士如是说。我非常理解她的这种心情。在连喘口气的时间都没有的忙碌生活中，还要安排时间跑步，当然会想达到一举两得的效果。

遗憾的是，这与跑步瘦身法提倡的做法有些偏离。同样，**认为"穿什么样的鞋跑步都一样"，于是随意穿上帆布鞋跑步的人，从今天开始，也请抛弃这样的观念吧**。

我为什么这么说呢？步行鞋是为了行走而设计制造的，好看的帆布鞋则是为了时尚而设计制造的。帆布鞋不具备支撑持续跑步的构造。足球比赛中，没有人会认为"都是运动鞋，没关系！"而穿着登山鞋踢球。

与适合高尔夫球和滑冰等运动的鞋一样，跑鞋配备有各种适于跑步的功能。比如，鞋底采用的是可吸收并利用着地的激烈冲击，有助于轻松迈出下一步的材料。如果穿着不合脚的鞋持续跑步，会给肌肉和关节造成多余的负担，导致跑步姿态被破坏，肌肉出现不协调感。如果继续忍耐着跑下去，会导致身体疲劳或伤痛。那么别说瘦身了，也许连跑步都难以坚持，甚至会变得讨厌跑步。

功能齐全的跑鞋，市价要一万多日元。也许有人会觉得："不过就是用来跑步，跑鞋还真贵啊。"其实，跑鞋年年都会有进化，越来越舒适，越来越适合跑步。对于"好像长出了翅膀"般轻松前进的舒适感，我着实惊讶不已。

跑鞋的设计也很帅气。仅仅是穿上称心如意的跑鞋，就会干劲满满。有了干劲，跑步的距离和消耗的卡路里也会在不知不觉间增加。难道不觉得这是个物超所值的瘦身产品吗？

"每周跑两次，每次都跑到极限，这样会很有效吧。"

——不，跑到极限这种做法是无法持久的。

"我很难坚持不懈地每天跑步。还不如每周抽出两天左右，跑到体力的极限，一口气增加消耗的卡路里，这样效率应该会很高。"

在为本书取材而进行的调查中，有些男士说出了这样的心声。"如果每周只需两天，那么即使跑到极限也是可以做到的"，但在称为"极限"的时点，存在着非常不现实的因素。如果每次都跑到极限状态，习惯化的门槛就会很高。结果"每月只有几天"集中跑步，每月消耗的卡路里不会上升，反而下降。

目前接触的老学员中，倾向"想稍微跑一跑"的，最终会慢慢习惯跑步。如同吃饭只吃八分饱一样，跑步也只跑到身心都比较舒适的阶段，而不是拼尽全力到极限，这样残留在身心的疲劳感会比较少，最终以"心情真舒畅啊"的状态结束。这也是他们第二天仍有跑步意愿的重要原因。

虽然已说过数遍，我还是要说，无论跑得多么努力多么认真，也不是一朝一夕间就可以瘦下来的。**用不觉得累的速度慢跑，维持"还想跑""想跑得更多"的动力**，更能够有效提升跑步瘦身的成功率。

当然，人的性格迥异，跑步方式也存在不同。也有人会这样认为："不跑到极限无法认可自己。""很讨厌半途而废。"也许有人对这样的心情多少有些不理解。其实我也是个全力以赴至极限地度过每一天才会心情舒畅的人。这样的人大多很重视成就感。

这类人通常认为，在空闲的周末里，在尽可能承受的范围内长时间跑步，是个不错的选择。但其实应该做的，是保持"呼吸稍微有些急促"的节奏跑步。**如果呼吸过于急促，跑步的距离就无法增加，脂肪燃烧的效率也会下降。**最终，辛辛苦苦地奋力跑步，却没有消耗卡路里，而只留下痛苦，实在是太不划算了。

"跑了几次后，膝盖和脚踝很痛，好害怕……"
——采取预防疼痛的措施吧。

"尝试跑了几次，感觉都挺好，可延长跑步距离的话，就会感到疼痛……"我经常听到自学生时代就加入运动社团的人说这样的话。似乎很多人都担心在沥青或石板等硬质路面上跑步。

最令人担心的，还是膝盖。最容易因跑步而患上的伤病中，跑者膝（肠胫韧带炎）名列榜首。

膝关节靠韧带连接着股骨和胫骨，身体活动的时候，大腿肌肉会对膝关节予以支撑，以使膝关节保持安全和稳定。**如果大腿肌肉瘦弱，跑步等运动会使膝关节变得不稳定，负担集中于韧带上。有时不仅对韧带，还对半月板等软骨组织有影响，出现受伤状况。**

除了膝盖以外，容易感到疼痛的部位还有脚踝、脚掌、脚后跟和腰部。脚踝和脚掌支撑着全身的体重，负担自然大。年轻时，脚后跟的脂肪层可以起到缓冲作用，随着年龄增长，脂肪层逐渐变硬，着地直接受到冲击，引发痛感。腰部疼痛的一部分原因是腰部周围的肌肉较弱，还可能是因为臀部的肌力和柔韧性不足。

最有效的预防措施，还是培养下半身的肌力。尝试臀部锻炼，使其在跑步时不会给膝盖造成负担（参考本书135页），若膝盖不再感到疼痛，即可继续跑步。对于完全没有运动习惯的人来说，需要花费至少三个月来锻炼肌肉使其可以支持跑步。对伤病抱有不安的人，可以在平时选择快走和上下楼梯相结合的锻炼方式，稍微延长跑步距离。面向初学者设计的、弥补肌力不足的跑鞋，也对预防伤病帮助很大。

另外，跑完步后，可以冰敷感到疼痛的部位。疲劳还没消退，是再次跑步时感到疼痛的原因，所以，拉伸肌肉也是非常有效的预防措施。不过，当身体的某个部位感到剧烈疼痛时，恐怕就是受伤了。这时不要自己处理，应该马上前往医院。

如果因为受伤而无法运动，就得不偿失了。"又不是多么了不得的距离，没关系。"——如此漫不经心的想法是大忌。如果想要持续瘦身，疼痛的预防和护理措施是不可或缺的。

"已经四十多岁了，感觉不会瘦下来了。"

——即使过了花甲之年，也可以瘦身，锻炼肌肉！

以20岁为界，肌肉逐年减少约1%，这是无力改变的事实。取而代之的，是脂肪。**粗略地换算一下，如果丝毫不运动，每年体重约增加1公斤。**

"无论做什么都不会瘦。""如今再锻炼身体已经于事无补。"——抱持着这样的想法,以前面所说的节奏经过 10 年、20 年,脂肪会持续增加。光是想想就觉得很可怕吧。然而,这就是现实。

肌肉量低下,与其说是年龄增长造成的,不如说是每天活动量较少造成的。步行次数减少、不走楼梯、不运动、活动量少,对肌肉的刺激不足,肌力就会渐渐减弱。特别是下半身的肌肉群,由于范围较大,如果平时不锻炼,肌力就会渐渐衰退。

由于荷尔蒙的影响,50 岁时,肌肉开始急剧减少。到了 60～70 岁,肌肉量则只剩下 20 岁时的一半。

另一方面,有研究报告显示,76～78 岁的女性经过 4 个月的肌肉锻炼后,象征肌力的肌肉横截面总面积增加了 7%。当然,到了这个年纪,促进肌肉生长的荷尔蒙分泌远远不如 20 岁时,不能指望与年轻时一样,在同样长的时间内可提升同样多的肌力。但是,若坚持运动,肌肉绝对可以得到锻炼,身体也会变得紧致。60 岁也好,70 岁也好,肌肉可以增加,肌力也可以提升!

还有一个好消息。其实,肌肉是可以"储蓄"的。只要锻炼过肌肉,**肌力增长过一次,就会被身体记住,数年后再次开始肌肉锻炼时,肌肉记忆便会复苏,肌力即可恢复。**

有位 S 女士,曾在我这里接受 5 年的私人训练。有一天,她得知自己患上了乳腺癌,便休养了 2 年,这 2 年间没有运动。与病魔抗争后,S 女士恢复了活力,再次来找我,想要重新开始锻炼。

当然,S 女士的肌肉量减少了,和之前锻炼时相比像换了个人。要从头开始进行塑身训练。

步入 50 岁以后，会有这样的担心："要想让身体恢复到以前的状态，还要花费 5 年，不，甚至更长的时间吧。"其实，仅仅需要一年半，就可以恢复到原来的肌肉量。

这一现象称之为肌肉记忆。通过训练，肌纤维受伤又修复，肌肉由此变得强壮。增加强度继续训练，当肌肉变得发达健壮时，肌纤维的"核"增加。停止训练后，核依然留存，数年后若再予以刺激，就会用核让肌肉量恢复至原来的状态。

【锻炼增长过肌力，即可轻松恢复】

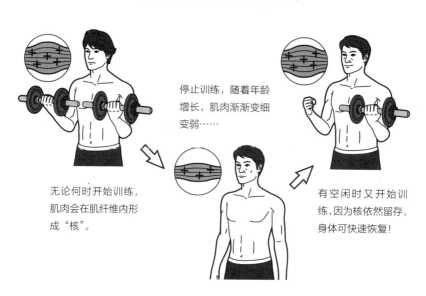

停止训练，随着年龄增长，肌肉渐渐变细变弱……

无论何时开始训练，肌肉会在肌纤维内形成"核"。

有空闲时又开始训练，因为核依然留存，身体可快速恢复!

虽然现在只在动物实验中得到了验证，但人类应该也会将肌纤维的核保留 10 年。20～30 岁时运动过的人，如果在 30～40 岁时再次运动，可以轻松恢复到与以前相近的肌肉量水平。如果 40 岁的你今天开始训练，那么即便之后停止了运动，等到再次开始时，与什么都没做过的情况相比，肌肉的恢复效果要显著得多。

"已到中年，即使跑步也不会瘦下来。"请抛弃这样的想法吧。我的学员中也有五六十岁的人，越跑步，他们的肌肉就越能得到锻炼，整个身体都变得紧致！

"下雨天，实在不想跑步啊！"
——把这当成是神赐予的休假，活用它。

下雨天，就连在健身房和市民体育馆的跑步机上跑步的人也很少，天气的变化，有时会强烈左右跑者的心情。

最令人烦恼的是下雨天。很多人都有这样的体验。难得决定去跑步，结果当天淅淅沥沥地下起小雨，好心情一下子就消失无踪了。严寒的冬日里就更是如此了。

我曾向许多跑者咨询过他们应对下雨天的方法，**出乎意料的是，多数人选择休息："下雨天，就是神在告诉我们'要休息'。"被称为真正的跑者的资深跑者和运动选手中，这样的人也有很多。**

也有这样的声音："只要不是冬天，下雨会让心情舒畅清爽，所以会更想跑步。"试想一下，成人在雨中跑步的机会确实很宝贵。最近，市面上推出了具有卓越防水功能的跑步服和帽子，若只是下小雨，在雨中跑步应该是种很愉悦的享受吧。湿度升高，呼吸也会舒畅。

我自己也是雨中跑步派。只要不是下暴雨，就会坚持跑步。夏日，在大雨中跑步，心情意外地畅快呢。

不光下雨天，如果养成了四季都在户外跑步的习惯，除了可以塑造紧实的身体，还能收获健康。如今这个时代，无论走到哪里，都有空调调控室温，我们生活在温度变化很小的环境中。于是，体温的调节功能渐渐变弱。如果养成了运动的习惯，汗腺会充分发挥它的功能，体温调节功能也得以强化。适应温度变化的能力没有衰退，免疫力就会提高，也就不再容易感冒了。

即使下雨天不出去跑步，在室内也可以做锻炼腿部的运动（参考本书135页），有效提高脂肪燃烧率的训练Ⅰ，慢慢拉伸全身肌肉，充实地度过下雨天。当然，"今天是休息日"，自然也可以什么都不做，悠闲地度过。

如此这般度过下雨天，身心皆可焕然一新。

"老实说，跑步前后的拉伸运动真麻烦。"
——那就只在跑步后做吧。

如果还没养成做拉伸运动的习惯，就会花费一些时间来适应，确实很麻烦。而且，既要做这又要做那，项目不停增加，难度越来越大，跑步习惯的养成也越来越难。

因此，**跑步瘦身法不需要跑步前的拉伸运动。设置好时间，就可以跑步了。**如果一上来就直接开始跑让你感到些许不安，可以稍微步行热身，以促进脂肪燃烧效率的提高。从手臂根部充分摆动，大步幅行走，如此坚持 5 分钟。身体热起来后，慢慢地提升速度，开始跑步。很多人在体育课上学到的"运动前要做拉伸运动来热身"，其实是错误的。

我所说的拉伸运动，是指不使用反作用力，充分拉伸目标部位的拉伸运动。热身就如同它的字面意思，目的是为了提高运动的成果，促进血液循环，加热身体。

安静时做拉伸运动，无法充分热开肌肉。其实，在肌肉温度未升高前，强行拉伸肌肉和肌腱，反而容易受伤。

如果想做拉伸运动，就要在跑步之后。

跑步后的相关拉伸运动，可以提高关节的柔韧性，消除疲劳感，翌日会涌出"想要继续跑步"的活力。相反，如果跑步后没有做拉伸运动，关节的可动域逐渐变窄，膝关节、脚踝等部位的负担渐渐加重，不仅身体容易受伤，疲劳感也容易堆积。这样一来，别说跑步了，就连活动下身体也会觉得麻烦，一不小心，就会走向脂肪不断累积的生活。

即使每天都做拉伸运动，也不会给身体造成负担。在不跑步的日子里，为了预防伤病和消除疲劳，可通过温水浴来温暖肌肉。具体的拉伸方法请参考本书 150 页后的内容。做什么都可以，只要坚持，身体就会变得柔软，效果显著。

舒展开蜷缩的身体，心情会无比舒畅。

> "每次跑步都以三天打鱼两天晒网而告终。"
>
> ——重复着三天打鱼两天晒网，就会最终获得胜利！

明明已经决定跑步了，却消极倦怠——"果然还是不适合运动啊。""跑步瘦身什么的还是太勉强了……"即便有这样的想法，也请不要责备自己、放弃自己。

谁都有倦怠的时候。再厉害的人，也会产生过一两次这样的想法。

人们常常认为"倦怠＝自己做不到"，认为自己不及格，承认自己的消极，所以无法继续下去。

倦怠了，那么再开始就好。就算只坚持三天也没有什么问题。从零到三，也是坚持了。一星期也好，一个月也好，如果有了"好，再试一次！"的心情，那就重新挑战。

不必每天坚持，想起来的时候就去跑。虽然中途断断续续，但只要没有完全停止跑步这件事，对身体总会有些好处。

放弃之前，也可以做些有助于坚持的小事情。比如边听喜爱的音乐边跑步、探索未踏之地，都别有趣味。很多人都在使用瘦身记录APP 或跑步专用记录 APP，养成了记录每次跑步数据的习惯，从而更加享受跑步。设定一个目标也不错。5 公里或 10 公里，一年后的全程马拉松，都可以作为目标。有了这样的目标后，就先去报名吧。

也有这样的情况：已经坚持半年或一年了，突然有一天，失去热情了。

也许是繁忙的生活所致，也许是马拉松大赛后突然筋疲力尽的综合征，也许是有了其他爱好。契机有很多种。**一直对跑步充满热情的人，这个世界上是不存在的。**甚至有参加过数次全程马拉松的人变得讨厌跑步。即使是身为教练的我，也会常常蹦出"不想跑步"的念头。

当没有干劲的时候，不要认为自己"不行了"，宣告自己不及格。倦怠之后重新开始就好了。等涌起干劲时再跑就好了。

三天打鱼两天晒网？不也挺好的嘛！**重复着三天打鱼两天晒网，就会最终获得胜利！**

"虽说要跑步，但跑步时究竟该做些什么？"

——首先，就按照字面意思去做吧！

"本来就很忙了，还要考虑锻炼可以适应跑步的腿部肌肉什么的，真麻烦。""光是跑步的话应该没什么问题，但同时还想要瘦身的话，到底该怎么做好呢？"

如果大家的顾虑只有这些，那么我实在是太高兴了。

对于没有运动习惯的人，我们可以制订为期三个月的跑步计划。该计划涵盖了周末休息的时间，请结合个人的具体生活方式来安排。

当按照计划制定行走或慢跑的路线时，请尽量选择交通信号灯较少的路线，这样可以在保持身心愉悦的状态下持续跑步。另外，坑洼不平的道路不仅不适合跑步，还容易扭伤脚，请尽量选择平整的路面锻炼。结合身体状况和心情，预先设计景色和距离不同的路线，可以避免产生厌倦感。

【第一个月】

星期一　尽量走楼梯

星期二　快走（20～30分钟）

星期三　尽量走楼梯

星期四　快走（20～30分钟）

星期五　尽量走楼梯

星期六　快走（20～30分钟）

星期日　尽量走楼梯＆慢跑（5分钟）

第一个月，以尽可能快的节奏行走——快走为中心。将运动纳入日常生活中，化为习惯，可有效锻炼心肺功能。培养走楼梯的习惯，不仅可提升下半身的肌力，还可增强运动耐力。

周末抽出一天，跑步5分钟，速度在快走和慢跑之间。大致是："快跑虽有些吃力，但慢跑的话还是可以的……"坚持5分钟就觉得困难的人，可以在快走的时候，抱着"试着坚持到下一个交通信号灯吧""试着坚持到第二个电线杆吧"的目标，一点一点地跑下去。

第一个月，最大的目的是培养运动习惯，关键是每次要以"真开心！"的心情结束，让"还想行走""还想跑步"的动力高涨。当感到仅仅快走已经不够的时候，就可以进入下一阶段了。

【第二个月】

星期一　走楼梯

星期二　快走（30～40分钟）

星期三　走楼梯

星期四　快走（30～40分钟）

星期五　走楼梯

星期六　慢跑（15分钟）

星期日　慢跑（15分钟）

第二个月，逐渐延长每次行走的时间、跑步的次数和时间。在阅读本书之前，已养成快走习惯的人，可以直接从这里开始。上下楼梯的频率与次数与第一个月保持不变，继续坚持。腿部适应了通勤、上学路上的楼梯之后，再去挑战公司和住宅公寓的楼梯，会获得新鲜的刺激，效果更好。

周末的慢跑为15分钟。速度与第一个月相同，应比快走时稍微快一点，时速在8公里左右。换算成距离，约跑2公里。"突然一下子就要跑15分钟，感觉很吃力"的人，可以从行走5分钟再慢跑10分钟开始，渐渐延长慢跑的时间。当感到这样还不够的时候，就可以进入下一阶段了。

【第三个月】

星期一　休息

星期二　走楼梯

星期三　慢跑（20 分钟）

星期四　行走（45~60 分钟）

星期五　走楼梯

星期六　慢跑（20 分钟）

星期日　慢跑（20 分钟）

　　第三个月，行走和上下楼梯的成果会逐步显现，腿部肌肉会渐渐变得强壮。每周抽出三天跑步，每次各跑 20 分钟。恐怕此时以时速 8 公里的速度跑步已经不能满足你了，8.5~9 公里的时速应该可以轻松应对。以每小时 9 公里的速度跑步，20 分钟可以跑 3 公里。至此，你便不再是没有运动经验的人，已成长为一名出色的跑者了。

　　此时的你，在跑步过程中，头脑会变得清晰明快，可以尽情享受势如破竹的前进快感了。由于增加了跑步次数和时间，所以每周抽出一天好好休息吧。即使适应了跑步，也不能胡来。享受身心的积极变化，是跑步瘦身法的基本立场。

第二章

转眼就让体脂肪率
下降的跑步瘦身法

把想瘦的理由刻在心底

　　我曾问过参加跑步宣讲会的人，他们为何会开始跑步，回答"最初是想跑完全程马拉松"的人其实很少。"想瘦身""想解决运动量不足的问题""想保持健康"是跑步动机里的前三名。

　　请你也想一想，为什么要跑步呢？明确了这一点，就等于掌握了跑步瘦身法成功的关键。

　　买下这本书的最大缘由，恐怕是"想要有效瘦身"吧。那么，你为什么想瘦身呢？想要成为怎样的自己呢？想让体脂肪和体重下降多少呢？想到什么时候取得成功呢？

　　请先把书放一边，好好想一想这些问题。

　　想甩掉自卑感。想摆脱肥胖体形。想受欢迎。想减重5公斤，不，10公斤。想在结婚典礼之前瘦下来。想在夏天到来之前瘦下来。比起减重，更想看上去紧实。不瘦也可以，只是不想更胖了……

如果你的目标明确了，那么此时此刻，将这些想法留在手账或日记里吧。为了让写下的目标可以时常映入你的视野，也可以把它贴在墙壁上。

瘦身不是一朝一夕就可以实现的。跑步瘦身法取得成功的第一个目标，就是养成跑步的习惯，即使时断时续也要坚持。**最初的目标开始变得模糊，忘记了初心，"想放弃啊"——服输退却的瞬间，就说明你被倦怠与懒惰打败了。**

如果有想放弃的想法，就必须回过头去看看最初的目标。把想瘦的理由深深刻入心中，就是最适合你的跑步瘦身法起跑线！

瘦身关键：写出想瘦的具体理由。

选鞋的秘诀，在于"穿着舒服"

决定跑步后，首先要购买一双跑步专用的跑鞋。你可以在运动用品商店陈列的众多产品中，慢慢挑选符合心意的跑鞋。

对于没有运动习惯的人来说，专业跑鞋可以降低受伤的风险，还可以让跑步变得更加舒适。**第一次穿跑鞋的人，走起路来可以惊喜地感受到帆布鞋所无可比拟的轻便，前进将变得非常轻松。**专业的跑鞋，其设计会充分考虑如何不给身体造成负担，越到脚尖部分鞋底越薄，使得步伐容易踢出，同时还能保持脚后跟不左右偏离，以使穿着者可以轻松愉悦地坚持跑步。

穿上自己最满意的跑鞋，那种舒适的穿着感受也会推动想要跑步的心情。如今，各跑步杂志和网站上也放满了各式各样跑鞋的信息，那么，选择最适合自己的跑鞋的要点是什么？

穿上鞋子时，是否感觉"啊，脚被包裹着"？ 被包裹着的感觉，打个比方，就是穿上袜子时的那种合脚感。穿上鞋时，如果头脑中掠过一丝"嗯……怎么说呢？"这样的不协调感，就可以不考虑它了。因为，没有让你感受到脚被包裹着的跑鞋，就是不合脚的。

根据跑步经验、身体力量、脚形，跑鞋又细分为很多种类。如果是初次购买，也许会眼花缭乱。这时候，可以咨询店里的工作人员，让他介绍几款目前适合你的跑鞋。

当然，最终的选择应由穿着时的舒适度决定。关键是你自身的感觉。**实际上，世界顶尖的长跑选手、箱根驿传的选手，也以穿着舒适为选鞋依据，其中有很多人喜欢穿初级、中级者用的跑鞋。**

除此之外，还须注意以下几点。

1. 勿仅凭重量选择。

"我还没有认真锻炼过脚部力量，选择轻一些的跑鞋比较好。"这是初跑者在选鞋时最容易抱有的误会。最近市场上也出现了面向初跑者的轻型跑鞋，但与资深跑者穿的相比，大多数还是稍微重一点。因为，初跑者的腿部和腰部没有长期跑步锻炼出的肌力，面向初跑者的跑鞋配备了保护腿部和腰部的功能，例如，前进时变换力量的功能、提高缓冲性和着地稳定性的功能。

尽管初跑者会担心脚部没有力量，但人类的双脚其实会发出非常大的力量。只要两脚站定，女性也可以搬动 100 公斤重的衣橱。跑鞋哪怕只是数十克重，也有人会担心。其实没关系。这种程度的重量，跑步时脚不会抬不起来。只拘泥于跑鞋的重量没有意义。请更多地重视可避免受伤、有助于坚持跑步的功能。

2. 不拘泥厂商，多试穿。

选鞋必须要试穿。**仅仅通过文字信息和外观喜好来选择，在网络商店购入，绝对不行。**

跑鞋的鞋型因厂商不同而不同。更进一步说，就算是同一家厂商的跑鞋，鞋型也不尽相同。如果可以找到合脚的鞋，以后就可以购入同类鞋了。跑步时，脚背和脚底的肌肉得到锻炼，渐渐地足弓部位变高，肌肉增厚，脚的形状发生改变。此时，慎重起见，最好重新试穿。

虽然我常穿自己担任顾问的厂商所生产的鞋，但由于每个人的脚形不同，不一定谁都合适。每次推出适合脚形的新产品时，我都会换上新款。

找到合脚的跑鞋，不仅可让跑步变得轻松，还可预防脚趾内出血（甲下血肿）。运动商店通常备有详细算出脚部尺寸的测量机器，有的商店还配备有跑步机，根据你在跑步机上跑步的姿势为你提出选鞋意见。工作人员建议试穿的鞋，都试一试吧。

3. 跑鞋的功能会劣化，需要替换。

跑鞋鞋底使用的主要材料是橡胶，这一材质会随着时间老化，并导致跑鞋的保护功能下降，容易导致伤病，这时必须买新的替换。

行走距离达到800～1000公里时，大概就需要更换跑鞋了。橡胶会逐年劣化，即便完全没穿的跑鞋，经过2～3年的时间，也该购入新的跑鞋。

顺带一提，阿迪达斯近几年推出了被称为 BOOST™ 的革命性缓震技术，运用这种技术的中底①，即使跑 1000 公里也不会劣化，还会根据气候自行调整硬度，简直让人赞叹！跑鞋年年都会有惊人的进化。或许在数年之后，这样的新技术也会成为跑鞋的标准配备。

瘦身关键：不断更换最适合自己的跑鞋。

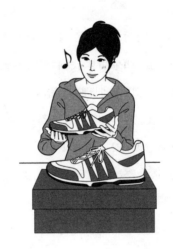

脂肪燃烧率会因衣服而提高

购入最适合自己的跑鞋之后，还要置办衣服。

选衣服最应注重的，是脂肪燃烧率。一般来说，当体温上升约 1℃ 时，**体脂肪可最有效燃烧**。因为，让脂肪燃烧的酶、脂酶在该温度下可最

①鞋底与鞋面中间连接的部分，通常被认为是跑鞋最重要的部分。

大限度地发挥作用。体温下降或升高过多，脂酶的活动都会变差，导致脂肪燃烧效率下降。

例如，穿着厚厚的衣服跑步，体温上升，大量出汗，身体陷入脱水状态。于是，燃烧脂肪所需的能量被夺走。大量出汗会需要体内更多的水分，所以血液中的水分减少。由此，血压下降，胃部和脑部的血流量减少，还会引发头晕、头痛、注意力下降等症状。显而易见，如此跑步必定无法长久坚持，好不容易制订的计划也会中途受阻。

那么，穿什么衣服跑步好呢？第一，不让体温升得过高的衣服。不要穿闷热的桑拿服，而要穿可以释放热量的衣服。第二，吸湿速干性能优秀的衣服。被汗水濡湿的衣服贴在肌肤上，会使体温下降，导致脂酶的作用降低。如果穿着棉质 T 恤或长裤，出汗时棉布因吸汗而变重，行动就不那么轻便了。衣服黏糊糊地贴在身上，心情也会变得糟糕。

最近，各品牌都推出了许多缤纷时尚且高性能的跑步服。这类衣物大多采用吸湿速干性强的材质，套穿也会很舒适。在意手臂和腹部线条的，可以选择相应的款式，将其遮盖起来。有加压设计的压缩服，可以抑制腹部和大腿的晃动，让你在穿着它跑步时心情更愉快。

近几年，压缩服已经基本成为跑者的必备服装。如今，许多厂商在压缩服上增添了时尚的色彩和花纹图案。穿上它时可以帅气地突显跑步身姿也成为人们争相购买的一大因素。

然而，只是穿上压缩裤，是无法保护膝盖的。有人说："穿上压缩型的紧身裤，就不必担心膝盖受伤了。"这完全没有科学依据。

膝关节依靠韧带和大腿大肌肉群的支撑才可以进行活动。我参与过压缩裤的开发。要让膝盖稳定，至少需要 70 百帕的压力。一般长筒袜的压力约为 5 百帕，超强力长筒袜也只是 20～30 百帕。压缩裤需要的压力其实非常大。当时，我坚持认为，"既然做，就要做出确实有效果的压缩裤！"——一直执着于压力这一点。按照这种想法做出来的压缩裤，光是穿上它就要花费 5～10 分钟的时间。有人提出："不想在穿的时候花这么长时间。"于是我提议："装上拉链怎么样？"结果，试着装上后，拉链却坏了。

因此，如果想让膝盖保持稳定，还是需要直接在皮肤上缠上绷带，并戴上专用的护具。只靠一块布难以达成保护效果。

现阶段，压缩裤帮助排出体内积存的乳酸、有效消除疲劳的效用还并不明确。唯一可以肯定的是它对血液循环有所促进。目前还是先选择阶段式加压型服装吧。

虽然不提倡对压缩裤在增强体力的效能上抱有过大期待，但穿上压缩裤还是有一定效果的。穿上就有稳定平衡的感觉，算是压缩裤的效果之一，此外，还能通过压缩裤感受跑步姿态是否平衡。对于在意大腿内侧的人，压缩裤可有效预防大腿摩擦。现在，时尚也是跑者十分在意的因素之一。穿上压缩裤后，由于压力作用，可以看到腿部线条收紧，作为一件搭配单品，也非常不错！

既然以跑步瘦身为目标，就去换上可有效燃烧脂肪的衣服吧。仅仅是穿上自己满意的衣服，也会情绪高涨，涌上跑步的欲望。

瘦身关键：换上避免让体温过高的速干功能服。

"要想切实看到瘦身成果，一周需要跑几次？"在举行跑步宣讲会或接受采访时，我经常收到这样的问题。提问的人大概是不想每天都跑步，或者是想知道能够有效瘦身的跑步次数是多少。

　　那么，跑步瘦身法要求的跑步频率是怎样的？

　　我的回答自然是，符合你习惯的次数就好。但每月跑一次是无论如何也瘦不了的，所以，一周几次这样的问题，从某种意义上来说，还是有道理的。但是，也不能笼统概言"任何人一周跑多少次就会瘦"。研究者的回答是："理论上，一周至少要跑2～3次。"然而，常年在运动指导前线的我，看到不同人的锻炼效果后发现，瘦身的速度因人而异，根本无法断言需要几次。

　　重要的不是跑的次数，而是你是否可以将其转化为习惯。举例说明，就算一次跑90分钟，一个月只跑1～2次，坚持下去也不会变瘦。但是，如果是没有运动习惯的人，每天仅坚持跑步15分钟，便可以切实看到瘦身成果。

　　我的学员中成功瘦下来的人，几乎都是在"回家后每天跑15分钟，周末慢跑20～30公里"等运动模式下成功的。当然，一开始跑步时也可酌情减少距离、时间和频率，在每个周末逐渐改变方案。这样坚持下去，就能有效瘦身。

　　不要把跑步视为一个"项目"，它是"习惯"。当你取得成功的瞬间，便是按下强力瘦身键的时刻。

瘦身关键：让跑步成为一种生活习惯。

最有效的跑步瘦身时间段

还有一个经常被问到的问题："一天中，在什么时候跑步，瘦身效果最好？"

我的回答是："在你最容易坚持的时间段。"**不限制时间段，找到适合自己的时间，是坚持跑步瘦身法的秘诀。**

稍稍回顾一下平时的生活吧。任何人都会有自己的习惯。比如早晨起床先刷牙洗脸，给宠物准备食物，喝一杯咖啡。然而如果是在旅途中，则没有办法按照习惯来做，每天早晚的行动顺序有变，情绪会不会受到一点影响？

习惯是按照让自己舒适的顺序来重复。因为舒适，才形成习惯。

将跑步化为习惯，就如同洗脸和吃饭一样。"在这个时间跑步很舒服。"如果找到了能够给你这种感觉的时间段，跑步就会很自然地成为一种习惯，并最终取得成效。

以我的学员为例来说说吧。K是一名在外资企业任职的职业女性，每天工作忙得不可开交，就连午餐时都是争分夺秒。即便如此忙碌，她仍希望可以抽出时间运动，于是加入了运动俱乐部。然而，晚上总是会有紧急会议或吃饭邀约。"今天一定要去锻炼！"——即使下定决心，也还是经常临时取消跑步计划。

而且，对于非常喜欢喝酒的她来说，与莫逆之交的聚会，是珍贵的缓解压力时间。她认为，"不能喝酒还要在运动俱乐部运动，是无法忍受的"。于是就这样每月支付着学费，却几乎不来俱乐部，最终退会。"果然太忙了就无法坚持运动啊。"她得出这样的结论之后，便放弃了。

至此，让我们重新看看她的生活模式。我提出建议："上班前，在家附近跑步怎么样？"K回复："早晨没有紧急会议，也许可行。"从第二天起，她起床后就换上跑步服，轻快地跑上一段时间，然后淋浴，吃早餐，上班，开始新的一天。

K最初会有不安："早晨可以跑步吗？"真正开始尝试之后，她觉得似乎心情还不错。不仅从需要忍耐着不喝酒、难得想去运动俱乐部锻炼却去不成的压力中解放出来，还极其成功地养成了晨跑的习惯！

当然，并不是所有人都适合K的模式。强行让"晨跑后白天就会犯困"的人晨跑，肯定无法坚持。有的人适合下班到家后，立即换上跑步服、淋浴后吃饭的模式，也有的人采用这种模式会"无法入睡"。

早晨，晚上，或者午餐时间，到底什么时间跑步更好呢？当然，还有的人会认为平日工作已经够忙了，休息日跑步才能消除压力。生活方式千差万别。**去寻找当自己跑步时，可以感受到"100% 好心情"的时间段吧。**找到了可以坚持的时间段的人，都会瘦身成功。

如果这样做，跑步可以习惯化

我们公司会与旅游公司合作，每年举办一次运动野营活动。这个活动为期一周，活动期间留宿于国内外的酒店，随行人员有专业的私人教练，学员可以挑战各种各样的运动。活动内容每年都会有些许变化，但其中一个固定项目是每天晨跑。早晨5点半到6点，全员慢跑，结束后淋浴，吃早餐。每天都是如此。

起初，学员们有些抗拒："大清早就让我们在旅行目的地跑步吗……""不想啊……"有趣的是，这样的生活只持续了一周，**之前说"晨跑简直不可理喻！"的人，态度就发生了转变："每天不晨跑就会心情低落，早餐都没法吃了。**"这也正是我经历过的心态变化，所以非常理解。

什么才是适合自己的，不去尝试便不会知道。

经常会有这样的例子。本以为"上班前跑步应该无法坚持下去"，但尝试过之后，意外地发现很适合自己。"对我来说简直不可能"——抛掉这样的偏见，首先尝试下想到的方法，立刻去尝试看看，你一定会找到最适合自己的时间段和时机。找到之后，再来看这一节。身体想要随意奔跑时，就去迎接没有肥胖的生活吧！

下面是我从如今已成功瘦身的许多例子中，选取了几个模式进行详细介绍。请务必试一试。

1. 起床后和回家后。

我的学员采用的模式中，最容易获得成功的是这两个。特别是起床后，早晨的上班时间是定好的，所以容易将跑步纳入生活中，取得成功。

回家后立即去跑步，也是我十分推荐的。脱掉鞋子，打开电视坐下，一眨眼30分钟就过去了。在玄关处做更衣准备，养成"不坐的习惯"。迅速更换衣服，跑15～30分钟。如此一来，不会耽误重要的事情，可以心情愉快地坚持下去。由于跑完步后就会泡澡，可以尽情地出汗，高效跑步。

起床后跑步，考虑到睡眠时体内水分枯竭，跑步前应补充 1～2 杯水。若血管内水分不足，黏稠的血液就会积存。突然跑步，有可能导致血栓，还易诱发脑梗塞和心肌梗塞等疾病。长期吸烟的人和甘油三酯高的人，要特别注意。

晚上跑步，有时会在就寝前因大脑兴奋而难以入睡。在预定就寝时间的 2～3 小时前结束跑步，让身体平静下来，副交感神经占优势，就会顺利进入梦乡。

2. 午休时间。

在大城市工作的男性，多数采用这一模式。一到午休时间，穿着工作套装直接去公司附近的健身房，在跑步机上跑 30 分钟，迅速淋浴，简单吃点饭团等，再回去工作。该模式的优点是：只要不外出，就可以确保午休时去跑步，容易养成习惯。对于一天中持续做着内容单调的文书工作的人来说，这是一个很好的恢复精力的机会。

3. 傍晚稍早时。

像自由职业者等可自主支配工作时间的人，多数会选择在傍晚稍早时，即 15～16 时跑步的模式。因为这个时间段，正是午饭后容易犯困的时候。"无法集中精神，倒不如去跑步吧。"眼睛和头脑都清醒了，在傍晚以后工作，效率也会提高。

4. 工作结束时。

也有的人不在意什么时间段，认为只有在"必须做的工作都完成之后再跑步，心情最舒畅"。我就是其中之一。当然，也有人喜欢在跑步时考虑难题、思考未来。我在跑步时大脑会转得很快，所以当工作陷入僵局、停滞不前时，就会先放下事情去跑步。

在跑步过程中，若有灵感浮现，回家后会立即记下来。

有没有特别有效的呼吸方法？

"照这个方法呼吸确实瘦了！""腹部的脂肪消失了！"虽然我很想向大家介绍如此梦幻的呼吸法，可是，并没有那种边跑边提高脂肪燃烧率的呼吸法。给身体最小负担的自然呼吸法，是最适合跑步的。因为，重复不自然的呼吸会让跑步变得困难，无法坚持很长的距离（也就意味着卡路里消耗量减少）。

自然呼吸法的要点是：比起吸气，要更加在意呼气。 如果人体可以呼气，自然就会吸气。呼气就像平常一样，"呼——"，静静地将气息呼出即可。

很多人小时候学习到的是："当长跑时，哈哈——呼呼——这样呼气、吸气两次，以此循环。"请忘记这个方法吧。

呼吸，自然就好。

要知道跑一公里会消耗与体重相同数字的卡路里

有些以瘦身为目标的人非常喜欢计算卡路里。在记录瘦身进程的做法十分火热时，很多人会随身携带食品卡路里一览表，购买便当、面包、点心时一定会核对卡路里，记录下来，以此作为控制体重的重要一环。

我虽然不否定卡路里计算，但做到如此地步，并不意味着就会如预想的那样瘦下来。瘦身速度、脂肪易减部位、肌肉锻炼方法，如同人脸一样，千差万别。即便吃下的食物含有相同的卡路里，运动所消耗的数字也截然不同。

不过，如果知道具体的卡路里消耗量，可以制定大致的瘦身目标，热情也会随之而来。"不能白白浪费跑步消耗的部分，稍微控制一下饮食的量和种类吧。"

相反，也有人觉得："强忍着欲望控制饮食，做不到！"对于这类人，明确的数值也会激励他们。我就是其中之一。在美国生活期间，我非常喜欢汉堡、比萨、可乐等垃圾食品。每次别人向我推荐汉堡店后，都想第一个冲到店里去品尝。

想要摄取均衡营养，避免肥胖，却又难忍美食的诱惑——这种时候，就比平时跑得更远些吧。"只要这样做，就能消除罪恶感，放心大吃一顿了！"——以积极的心态去面对，那么运动和美味也可以兼得。

"可是，卡路里的计算既复杂又麻烦……"

要计算大概消耗的卡路里，实际上非常简单。**消耗的卡路里＝自身的体重（公斤）× 跑步的距离（公里）。**

体重 80 公斤的人跑 3 公里，约可消耗 240 千卡；体重 60 公斤的人跑 5 公里，约可消耗 300 千卡。怎么样，很简单吧？

瘦身关键：跑步时，把握自己消耗的卡路里。

制订有效的瘦身计划

计算消耗的卡路里，可以帮助推进瘦身计划的制订。

首先，要决定"瘦多少公斤"。要减掉的，不是体内的水分和肌肉，而是脂肪。1 公斤，还是 10 公斤？期限为 1 个月，还是 1 年？

从消耗的卡路里往回计算，按照可习惯的节奏，制订计划。我们试着为体重 80 公斤的人，制订一个半年减掉 8 公斤体脂肪的计划。

要减掉 1 公斤的体脂肪，按照现今的生活方式，要消耗 7200 千卡的能量（1 克须消耗 7.2 千卡）。想要半年减掉 8 公斤，1 个月须减掉约 1.3 公斤的体脂肪，换算成一周就是约 333 克。燃烧脂肪需要的能量为 333×7.2= 约 2400 千卡。体重 80 公斤的人，要想通过跑步消耗掉 2400 千卡，则要跑 2400÷80=30 公里。则制订的计划为：一周跑 30 公里，半年减掉 8 公斤体脂肪。

按照计划，如果一周抽出 3 天跑步，一次须跑 10 公里；如果一周抽出 2 天，则一次须跑 15 公里。对于初跑者而言，这确实是非常严苛的计划。那么，只要增加跑步次数，或延长目标达成的时间即可。一周抽出 5 天，一次只跑 6 公里即可。如果这样还是觉得很难做到，也可以将完成目标的期限延长至一年。这样一来，一周抽出 5 天，一次跑 3 公里，就可以完成。

当然，我十分理解大家想要尽快瘦下来的心情。我的大部分学员也总是有此需求。可是，要想尽快瘦下来，就必须要严格地坚持运动和控制饮食。如果目标定得太高，**需要跨过的障碍过多，就会难以坚持，受挫折的概率提高**。付出了努力却无法完成目标，还不如不要开始。

千里之行，始于足下。不知不觉间，肥胖的身体就会因不懈努力的跑步而变得紧实起来。

瘦身关键：从目标体重往回计算，制订跑步计划。

适合脂肪燃烧的慢长跑

身体的活动需要消耗能量，这些能量源于体内的类脂质和糖类。听起来总觉得一头雾水，简单来说，就是运动可以燃烧体内累积的脂肪和食物。

极其轻松的运动，例如行走，类脂质和糖类会以几乎相同的比例消耗。虽然该比例在慢跑过程中也不会改变，但由于慢跑是比走路更激烈的运动，消耗的总能量上升。以时速 6 公里的速度走路变为以时速 8 公里的速度跑步，消耗的卡路里会增加一倍，也会燃烧更多的体脂肪。对此，人们往往会想："就是说，只要快跑就行啦。"但如果跑步速度过快，则无法长时间坚持，并且这时消耗的不是类脂质，而全是糖类。

这就是慢跑更有利于瘦身（＝降低体脂肪）的原因。跑步的距离越长，可消耗的卡路里越多，即采用"慢＋长"的跑步方式，脂肪燃烧率最高。

**短时间快跑，
体脂肪的消耗量不会上升**

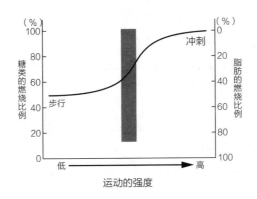

步行、慢跑过程中可燃烧的脂肪比例高，随着速度提升，可使用的脂肪比例下降。在超过一定速度后，可使用的脂肪比例会急剧下降，使运动无法持续。最终，消耗的卡路里量并不会增加。

对于有比赛经验的人，提到慢跑或整理活动，他们大致就理解了。但不理解的人就会提出："不明白慢跑的速度要求是多少。"我平常所指的，是前面介绍的时速 8 公里。有的人会感到不安："该如何做才能测量出速度呢？"请放心。如果有智能手机，只要活用跑步类的 APP，任何人都能简单掌握。下载 APP，随身携带着手机跑步即可。距离、时间和速度,手机都会为我们测量,可以边确认速度边跑步。习惯之后,将时速提升至 8.5～9 公里也没问题。

跑步瘦身法提倡的慢跑速度是凭个人感觉理解的跑步和行走的分界点。行走时,以"不能走得更快了!"的速度为界慢慢提升,保持这样的速度感,跑起来吧。

把身体逼到过于艰难的境地,反而会使瘦身效率和热情下降。不过分提升运动强度并坚持跑步,是高效率燃烧脂肪的关键!

瘦身关键:注意"慢和长"。

如果想要更快速瘦身,该怎么做?

以时速 8 公里的速度,每周跑 2～3 次,每次跑 3～5 公里,接下来需要做什么?

在不觉得疲惫的范围内,速度提升多少都可以,花更多时间跑得更远些也没问题。在享受运动、跑步动力高涨的时候,逐渐提升速度吧。

同样是跑 30 分钟,7.5 分钟跑 1 公里的人如果可以花费 6 分钟轻松跑完,可以将距离从 4 公里延长至 5 公里。即使不改变速度,一周跑 2 次,每次跑 5 公里的人,如果可以延长至 7 公里,则相当于完成了一周 3 次的距离。距离延长了,消耗的卡路里自然增加。"今天燃烧了很多脂肪哦!"有了这种感觉,也会越发充满干劲。

瘦身关键:以最可燃烧脂肪的方式跑步。

"有意识地抬腿、踢腿，大腿就会瘦吗？臀线就会提升吗？"很多女性都问过我这类问题。另外，我还见到有人在跑步中加了一些动作，比如稍微扭腰、双臂使劲向后举起、揉搓腹部等。

　　虽然下了功夫，但遗憾的是，那样做不会有任何效果。

　　"既然都跑步了，便想更快减掉在意部位的脂肪！"然而，局部瘦身就像是由欲望产生的幻想一般飘渺。边跑步边做不自然的动作，不仅不会瘦身，还会给身体造成负担，容易造成疲劳。

　　跑步瘦身法所提倡的跑步姿势，是最适合你的长跑姿势。穿着合脚的跑鞋、跑尽可能长的距离，绝对能比做那些奇怪的动作消耗更多卡路里，更有效地燃烧脂肪。做些不自然的动作，还会增加受伤的风险。

　　有的人也会因为过于在意正确的姿势，坚持做到所有要求而束手束脚。担心伤病先另当别论，如果跑步本身已成为目的——产生了"想要以跑完全程马拉松为目标！"这种想法时，再考虑掌握正确的姿势即可。如果已经走到了那一步，最好去咨询专业的跑步教练。

　　以下这两种错误姿势容易导致伤病，希望能够引起诸位的注意。

　　1. 重心靠后。

　　女性，特别是大多数经常穿高跟鞋的女性，重心会靠后。这是因为高跟鞋令须承受体重的脚后跟位置变高，从而使身体向后倾斜，最终导致身体重心靠后。在腹部肥胖的男性中，重心靠后的情况也经常出现。

以只利用脚后跟承担体重的姿势跑步，大腿前侧为了支撑身体，会膨胀拉伸。因此，只要稍稍走路或跑步，就会感到疲惫。这一类型的人，如果充分使用大腿内侧的肌肉跑步，会渐渐跑得更远，更长。摆出微微前倾的姿势跑步，或许更好。

CHECK **【跑步时的姿势】**

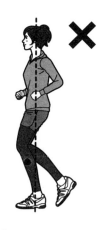 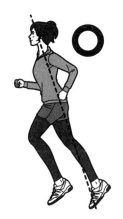

2.过度在意用脚后跟着地。

大家一定都听说过"跑步时，最好脚后跟先着地"。可是，如果为了让脚后跟先着地，而不自然地有意抬起脚尖，在重复着地的过程中会导致伤病发生率提高。腿部柔韧性差、小腿肌力弱的人，对此需要特别注意。中足部先着地，对腿部的冲击和负担更小，更加安全。

【 中足部的位置 】

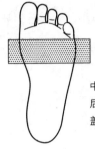

中足部是方框内所示区域。脚后跟持续强力着地，容易对膝盖等部位造成负担，请注意。

瘦身关键：保持自己认为舒适的跑步姿势。

越跑身体越轻松时，证明你到了决胜时刻

　　我推荐诸位按照自己觉得舒适的节奏坚持跑步。但是，也有可能跑的时候会有一段十分痛苦、艰难的时间。也许你已经习惯了某种节奏，只不过那是错误的节奏，会对身体带来不好的影响。

　　我指导的模特中，有人在最初的 100 米左右，就开始说丧气话："已经不行了！难受得快要死掉了！" 这种时候，我会一边陪跑，一边给予鼓励："渡过这个难关之后，就轻松了，再加把劲！"

　　即便是顶尖田径选手，也有很多人说过："刚开始跑步时是最痛苦的。"我自己也是如此，从起点跑到 3 公里左右，就会感到痛苦难当。每次跑步，心中都会产生激烈的矛盾与斗争："啊，今天也好想放弃！"

可是，跑过3公里之后，没想到身体变轻盈的瞬间竟悄然来访。

我来解释一下，为什么会产生这样的感觉吧。开始运动时，首先，身体会做出"必须向参与运动的肌肉输送大量血液！"的反应。人体不做剧烈活动时，全身血流量少，但如果以拥有大肌肉的下半身为重心突然活动，身体就要大量吸收氧气、输送血液、全速运转。此时，由于身体承受着相当大的负担，就会产生痛苦难当的感觉。

不过，在此过程中，心脏和肌肉也都渐渐适应了跑步的状态。就像汽车空转一样，**此后身体一下子变得轻盈，突然可以非常轻松地向前迈进。**

这个瞬间什么时候到来，因人而异。我是在3公里的时候，也有的人是在1公里、2公里、5公里的时候。由于身体状态不同，我有时在3公里便突破了这个瞬间，有时也会跑了10公里才找到这个瞬间。不管怎样，突然就能轻松跑步的瞬间，一定会到来。

所以，在跑完目标距离前，感到"累了""今天已经不行了"就立即放弃，是多么可惜！如果感知到身体变轻盈的瞬间，也许就可以轻松地跑得更远。长跑可以大量燃烧积存在体内的脂肪，请务必挑战一下。

即便感到痛苦，也并不意味着身体状况恶化，只是身体还在为跑步做准备，还没有到无法跑步的程度。吃力只是最初的感受。只要坚持跑下去，**就会有意想不到的惊喜——可以轻盈爽快地跑步的瞬间来临了。**

一旦找到了这个瞬间，就会沉溺其中。

瘦身关键：挺过痛苦的开始阶段，延长跑步距离和时间。

跑，还是不跑？掌握了最适合自己的跑步瘦身法，就扔掉是 0 还是 1 的思考方式吧。人的大脑如果获得了成就感，就会持续充满干劲，如果总是失败，就会丧失动力。例如，通常一个跑步计划的结果只有一个，不是 0 就是 1，即不是失败就是成功。虽然 0.1 的成功之类没有意义，但准备 0.3、0.5 的成功模式还是非常重要的。这样，失败体验就可以大大减少，也可大大减小责备自己、生出"果然我做不好"的挫败感的概率。

一个可具体实施的方法是，用数字模式制订跑步方案。

我也经常制订我的方案，比如 10 公里（约 1 小时方案）、6 公里（约 30 分钟方案）。如果只有 10 公里方案——"今天回家晚了，跑 1 小时有点吃不消啊"——于是最后只能休息。但是，若还有一个 6 公里的方案——"1 小时吃不消的话，那就 30 分钟好了！"——这样就可以结合当日的身体状况和行程表进行调整。无法完成 10 公里计划，结果也不会是 0（失败），而是可以完成 60% 的目标。

如果决定了一次跑 5 公里，那么就一次性准备好 10 公里、5 公里、3 公里三个模式的方案，届时根据心情和身体状况选择即可。"一周 3 次 5 公里"的目标，即使最终只是"一周 3 次 3 公里"，完成"一周 3 次"也是成功。

成功之后，就会怀抱着一种希望感而坚持下去："本周成功做到了，那么下周也一定可以！"这种希望感在心理学上称之为自我效能，是持续瘦身的人所表现出的心理特征。

我的很多学员通常会准备四五个方案，跑步路线的景色各异、距离不同。选项越多，失败体验越少，于是最终可以一直充满干劲，坚持下来！

瘦身关键：准备多个跑步方案。

"少做总比不做强吧？"不，倒不如不做

"在累到无法跑步的日子，下班回家途中，会步行一站地。但这么做真的好吗？"

在有关瘦身的问答访谈中，我经常遇到这样的问题。每次被如此问及，我都会有一种"那样做没有意义"的感觉。那种程度的运动，强度过低，想瘦的人就算努力做了也没有意义。

如果勉强运动，对身体的刺激弱，也不会获得爽快感和成就感。**相反，强忍着疲惫勉强步行，之后稀里糊涂地吃掉几块巧克力，转眼间，摄取的卡路里就超量了。**

无论如何也没有时间、没有心情的日子，就果断休息。"今天休息的份额就用明天的加油跑步来抵充吧！"试着转换心情，保持动力。

瘦身关键：不浪费动力。

当我思考跑步瘦身法的内容时，一位男士问我："如果一个月可以轻松跑 80 公里，身体已经锻炼得可以坚持长跑了，一直以同样的速度跑同样的距离，会不会无法再瘦下去？"

在身体还没有适应跑步时，确实会因为消耗大量能量而让多余的脂肪得以燃烧。渐渐习惯跑步后，就会转变为轻松跑步的节能模式。这样就会令人产生一个非常直接的疑问："卡路里的消耗量会不会减少？"

其实，对于需要技术的运动来说，随着技术水平的提高，卡路里消耗量会明显减少。比如游泳。刚开始学游泳的人，游完 25 米需要消耗很多能量。而一旦掌握了技巧，25 米左右的游程，就会"感觉像走路一样"，甚至是"即使在睡觉也可以游"般轻松。网球也是如此。技术不熟练时，追赶打回的球、回击都要使出全力。但技术纯熟后，就可以灵活地运用身体，回击就像家常便饭一般简单，不用费什么力气。

跑步完全不用担心这类问题。跑步不需要高难度技巧，熟练和习惯之后，也不会像其他运动那样，消耗的能量大幅减少。实际上，提升跑步速度，跑的距离也会延长，消耗的卡路里也会大幅增加。

例如，慢跑的时速是 8 公里，若将时速提升至 10 公里，同样时间消耗的卡路里量会提高 25%。不断累积，效果将会非常惊人。

心率是指为了把血液送至全身，心脏在一分钟内跳动的次数。如果说是"在颈部和手腕测量的脉搏"，应该就好理解了。

人活着的心率上限称为"最大心率"，当运动感觉已到极限时的心率，为最大心率的90%～95%。该心率数值握有跑步瘦身的关键钥匙。

下方的表格说明运动中，心率达到最大心率的60%～80%时，脂肪燃烧效率更高，可以消耗更多脂肪。往上，类脂质的使用量会严重减少；往下，运动量减少，运动效率降低。实际上，很多人跑步时无法在该区间内维持心率，导致瘦身效果不明显。

以最适合体脂肪燃烧的
最大心率的60%～80%跑步

最大心率	运动强度	持续时间	体 感	目 的
90%～95%	最大限度	非常短	非常吃力	提高运动能力
80%～90%	高度	短	吃力	提高耐力
60%～80%	一般	一般～长	稍微吃力～轻松	燃烧脂肪
50%～60%	轻度	长	轻松	适应有氧运动

以最大心率的50%～60%运动，是可一边谈话一边轻快步行或轻松慢跑。以最大心率的80%～90%运动，是上气不接下气的快跑。两者中间的，不觉得轻松甚至稍微有点吃力的节奏，是最适合脂肪燃烧的速度。

所谓最大心率 60%~80% 的运动强度，主观上说，表现为"以感觉稍微有点吃力的速度跑步"。但实际上，感觉稍微有点吃力的速度因人而异，因体质和运动经验而存在很大差别。

从下面开始的数据，都是我要求跑者"以感觉稍微有点吃力的速度跑步"，测量跑者在 60 分钟内的心率。可高效燃烧脂肪的目标心率为灰色条块部分。个人的主观想法和实际能燃烧脂肪的心率有多大差距，一目了然。

案例1　在可燃烧脂肪的心率区间跑步的时间
仅有一半（40岁女性，有部分运动经验）

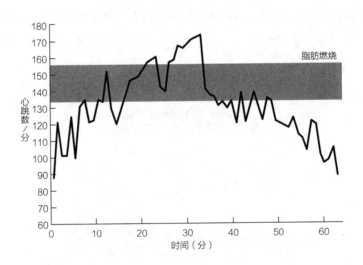

40 岁女性，静息心率 64

身高 155 厘米，体重 51 公斤

运动经验：跑步、瑜伽

跑步环境：有高低差的柏油路

由于有运动经验，可以保持一定的速度持续跑步。即使是在有高低差的路上跑步，也会保持一定的速度，因此在运动强度大的上坡路段时，心率会瞬间上升，到了平地又会下降。

案例2　没有1秒达到可燃烧脂肪的
心率区间（50岁女性，没有运动经验）

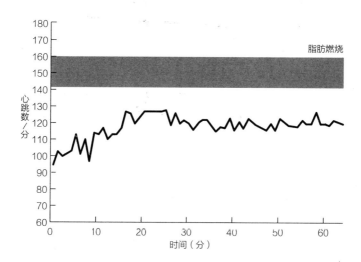

50 岁女性，静息心率 83

身高 166 厘米，体重 62 公斤

运动经验：步行

跑步环境：平坦的柏油路

这位女士一边对我说"中野先生，好痛苦，我要死了！"，一边跑。但是从运动生理学角度看，她的速度还远未达到让脂肪燃烧的强度。由于她几乎没有运动习惯，运动时的心率也几乎和日常生活中一样，变化不大。所以，只是稍微慢跑，她就会感到"快死了"。

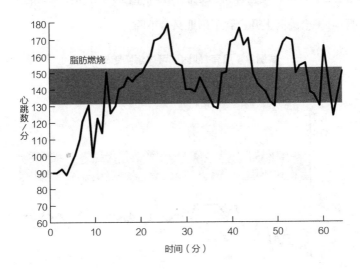

案例3　心率上升下降剧烈，但脂肪燃烧
效率未上升（42岁男性，运动经验充足）

42 岁男性，静息心率 64

身高 171 厘米，体重 88 公斤

运动经验：学生时代曾做过橄榄球选手

路线：有高低差的柏油路

由于拥有运动经验，因此可以看出运动强度和心率在一定程度上有关联，脂肪燃烧的时间长。但是，身体一旦感到吃力，速度就会下降，又有余力时，速度又马上提升。这样一来，心率上升下降激烈，无法让脂肪充分燃烧。

60 分钟，依赖主观感受跑步，与可以让脂肪燃烧区域吻合的心率只有一点点，等于白费力气。那么，不如改成"30 分钟，一直以脂肪燃烧区域的心率跑步"，效率绝对会高。此时需要用的，便是根据各自的年龄和静息心率，算出最适合燃烧脂肪的目标心率的公式"Karvonen 法"。

请立即在明天早上，测量静息心率。测量方法是：醒来之后，坐起上半身，用食指、中指、无名指放在手腕内侧的血管上，统计 30 秒内的搏动数，然后用公式"30 秒的搏动数 ×2"算出 1 分钟的静息心率。

如果可以开始慢长跑，下面的方法就会帮助你以最有效瘦身的速度，将脂肪燃烧的齿轮一口气抬起。只要利用可显示心率的心率仪，你就能够以最有效燃烧脂肪的速度跑步了！

CHECK 跑步瘦身心率计算公式 Karvonen 法

（220 －年龄－静息心率）×0.6～0.8 ＋静息心率＝目标心率

"心率仪这种高科技装备，像我们这种外行用根本就是浪费嘛。"抱有这种想法的人，其实大错特错。我认为，心率仪是跑者都应使用的装备。

顶尖运动员通常都会在起床时或运动时测量心率。由于拥有多年经验，即使不借助仪器，他们也可以把握自己的心率。像伊达公子这种级别的运动员，几乎每次都能够在不用仪器测量的情况下说出准确无误的数值。

正因为普通人无法做到这种程度，才需要心率仪。"啊，当跑到了气喘吁吁的时候，就是脂肪开始燃烧了吧。"如果可以如此把握身体的状态，那么就算不携带心率仪，也可以知道是否已经到达脂肪燃烧区域。

为什么如此推荐心率仪？

跑步时的心率，若低于可高效燃烧脂肪的心率区间，平均每小时的脂肪燃烧量会瞬间减少20%～30%；若高于可高效燃烧脂肪的心率区间，脂肪燃烧率不仅下降80%，还会让呼吸更加急促，令跑步变得更加困难，难以坚持。

心率仪有绑在胸口上的胸带式心率带和戴在手腕上的心率表等不同类型，价格便宜的在1万日元左右。购买时，要注意选择具备以下功能的心率仪：

1. 可记录目标心率。

2. 偏离目标心率时会发出警报、语音、光等通知。

我使用的是通过传感器测量手腕处心率的心率表[①]。

如果没有心率仪，那就用手来测量吧。虽然准确度会下降。如站定不动，心率会突然下降，最好边跑边测量。将食指、中指、无名指放在手腕内侧的血管上，计算10秒的搏动数，再用10秒的搏动数乘以6，计算1分钟的心率。

难以边跑步边测量的人，可以在速度稳定时停下脚步，马上测10秒。趁心跳数还没下降的时候测量，可最有效地减少误差。

瘦身关键：在目标心率区间，坚持跑下去。

---

①阿迪达斯的 micoach 系列心率表拥有实时指导功能，一旦跑步时稍微偏离目标心率，就会发出"请提升速度""请放慢速度"的声音提示。

虽然一心想瘦身而开始跑步，但体重恐怕不会如你所愿般迅速减少。

我就直截了当一点吧！仅仅锻炼一个月，体重是不会有大幅度变化的。如果体重在这期间急剧减少，一定是摄取的卡路里极少。饮食量大大减少，身体内的能量不足，于是脂肪被分解、肌肉被削弱，这样反而会使新陈代谢率降低，变成不易瘦的体质。**就算仅用了一个月就减重成功，恐怕减掉的也只是水分而不是体重。暂时的体重下降，并不是真正的瘦身。**

请仔细想一想。多少年都没能瘦身成功，突然在1~2个月内一下子瘦了，这个故事也太美好太不真实了。体重已经保持多年，稳定在如今的数值上。如果在一个月内体重大幅度下降，脂肪很有可能如同利息一般，按月返还。仅用一个月瘦身成功或瘦身失败并不重要，关键是体重不反弹、自己的身体顺利适应。

顺带一提，我在刚开始跑步时，每月跑100公里，坚持半年之后，体重和体脂肪率完全没有变化。我也有肥胖（身高178厘米，最重达92公斤）的过去，所以我也许是不易瘦的体质。

也许有人会认为："中野是塑身专家，才能冷静应对这种情况吧。"但即便是身为塑身专家的我，当时也是相当气馁。

体重没有明显减轻，也许就会冒出这样的想法："再怎么努力，也

看不到成果。"然而其实每一天，身体都实实在在地发生着变化。一直没有跑步习惯的人开始跑步，身体一定会有变化。肌肉变得紧实，基础代谢剧烈变化——这些现象都要在开始运动两个月后才会显现。体重可能会在下降和上升之间反复，若用图表表示，则会看到体重数值在呈锯齿形逐渐下降。

没有达到期待的减重成果也完全不必失望，注意一下自己的体脂肪率、肌肉量和衣服尺码吧。腰腹部渐渐清爽舒畅，腿部线条更为紧致，你会发现体重所表现不出的明显变化。

也无需与人攀比。"只有自己没有瘦"——没有必要如此消极，否定自己。瘦身的速度因人而异。即便采用同样的运动量、同样的饮食方式，有的人2个月就可看到瘦身成果，也有的人2~3年后才会看到变化。就如同每个人的长相和性格都不一样，瘦身的速度、肌肉的锻炼方法、赘肉的消失部位，也因人而异。

只要不接受特殊治疗，这个世界上就不存在瘦不下来的人。

一个月可能减重 5 公斤吗？

机会难得，不如我们就来聊一聊，实践跑步瘦身法的理想体重变动吧。不知是因为容易获得切实的成就感还是这个数字的体重感觉比较好减，人们期盼最多的，是"想要一个月减重5公斤"。

从医学的角度来看，一个月减重原体重的5%以上，恢复至原体重的概率是80%~90%。我希望大家可以记住这一事实。并且与其说是恢复至原体重，不如说是会变得难以瘦下来。

例如，体重70公斤的人，一个月减重3.5公斤较为合适。如果一个月就减重5公斤，其中减掉的肌肉定会比脂肪占比更多。因为，体重突然急剧下降，身体会产生危机感，能量消耗多的肌肉会比脂肪更多分解。身体的这种危机管理能力是慢跑所无法改变的。高强度多次数的肌力锻炼是必要的，且必须坚持。当然，这会给身心带来巨大的负担。

以超常的速度减重，肌肉会大量减少，对成功实现瘦身和维持健康都是一种危险的尝试。对于想减掉体脂肪的人来说，完全不推荐一个月减掉5公斤体重的方式。

一般来说，普通人若想按照计划稳妥瘦身，理想的减重速度是一个月大致减重1~2公斤。若体脂肪减少、肌肉增加，跑步的距离也会自然延长。坚持半年，减重5公斤的目标也可以达成，并且可维持易瘦不易胖的身体。

瘦身关键：对不同寻常的体重变化敏感起来。

本章瘦身关键

◎写出想瘦的具体理由

◎不断更换最适合自己的跑鞋

◎换上避免让体温过高的速干功能服

◎让跑步成为一种生活习惯

◎跑步时，把握自己消耗的卡路里

◎从目标体重往回计算，制订跑步计划

◎注意"慢和长"

◎以最可燃烧脂肪的方式跑步

◎保持自己认为舒适的跑步姿势

◎挺过痛苦的开始阶段，延长跑步距离和时间

◎准备多个跑步方案

◎不浪费动力

◎在目标心率区间，坚持跑下去

◎对不同寻常的体重变化敏感起来

第三章

更高效瘦身的
加速瘦身法大公开
（健身篇）

体重具有"想回到原数值"的习性

"昨天强忍着没有喝啤酒，体重减少了！""饭后吃了两个冰淇淋，体重增加了……"有很多人都会发这样的小牢骚。不过，体重的数百克增减仅单纯地代表吃下去的食物重量，不会对身体的胖瘦有大影响。每天称体重，拘泥于以克为单位的体重增减，其实毫无意义。

人体原本就具备自我调节体内平衡的功能。它可将体温及体内的荷尔蒙浓度等维持在大脑认为正确的"设定点"数值上。

例如，气温低时，身体会不停颤抖产生热量，防止体温下降。相反，如果气温高，体内的热量则以汗的形式排出，防止体温上升。体温调节就是身体自我平衡能力的表现。

大脑对什么是体重的正确值也有判断。

通过极端的饮食控制，体重确实会暂时下降。但是，大脑仍相信原体重是正确的（设定点），所以，体重一旦急速下降，能量消耗降低，食欲得到控制，大脑就会想回到原来的体重。

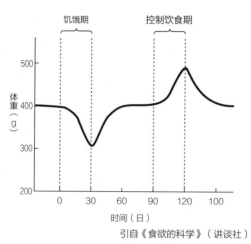

无论饮食过量还是控制饮食，体重都会恢复到原数值

引自《食欲的科学》（讲谈社）

一个月的时间，即使极度控制饮食而导致体重下降，一旦恢复饮食量，体重就会复原。相反，一个月之间，即使增加饮食量而使体重增加，一旦恢复至正常饮食量，体重也会卜降至原来的数值。不过反过来，就算吃自助餐吃到撑，体重增加也只是一时的现象。因为身体有自我调节能力，还会回到原来的体重。

了解了这些后，因为"昨天吃了××，体重增加了1公斤"或者"减少了"而大惊小怪，就会发现自己实在是太傻了。

身为教练，我们不建议用短期内减重效果明显的极端饮食控制方法瘦身，这么做是有原因的。极端的饮食控制难以长期坚持。并且，身体的自我调节体制会发挥作用，当饮食恢复正常后，体重就会瞬间恢复。

比如常年体重80公斤的人，通过努力，体重减到70公斤，可大脑仍会固执地认为正确体重是80公斤，于是会想尽各种方法，让体重回到 80 公斤。所以，当第一次达到目标体重时，千万不可大意。**大脑会发出指令，持续向身体传输想回到原来体重的欲望，让你难以维持好不容易瘦下来的体形。**

那么，究竟什么时候，大脑默认的体重正确值会转变为目标体重之下呢？这也因人而异，无法一概而论。比如十多年体重都是 80 公斤的人，在短期内减到 70 公斤，要让大脑接受这个新的体重值，最少也要 4~5 年时间。不过这也只是我的经验之谈，并不绝对。

虽然这个事实对于想减重又十分努力行动的人来说非常残酷，但实际上瘦身跟意志力的强弱没太大关系，大脑会随意控制你"想吃""想恢复体重"的欲望，对此毫无办法。既然如此，就只有继续坚持，不输给大脑。我也常常劝我的学员："虽说在半年内减到了目标体重，但如果就此不再努力，一切就会化为泡影！"

不过，如果你已经习惯了跑步，大脑默认的目标体重也已经更新，就不存在类似困扰了。你会慢慢地不再有忽胖忽瘦的体重变动，大脑默认的体重正确值也会渐渐下降。

瘦身关键：将新的理想体重牢记脑中。

跑步前做肌肉锻炼，可高效分解体内脂肪

并不满足于单单跑步的成果，习惯做肌肉锻炼，并且想获得紧致身材的人，也许会抱有这样的疑问："是不是先做有氧运动热身，再做

肌肉锻炼，才是最好、最正确的方法？"

在肌肉锻炼之前先做一些热身活动自然再好不过。但如果只想燃烧脂肪，那么把肌肉锻炼放在前面，成效会更显著。

原因主要有两点。

一是肌肉锻炼会促进成长荷尔蒙的分泌。如同名字所示，成长荷尔蒙可以促进身体组织和细胞的成长。近年来，也有成长荷尔蒙与脂肪的分解有关的说法。

二是肌肉锻炼不仅可以促进成长荷尔蒙的分泌，同时还会促进去甲肾上腺素的分泌。去甲肾上腺素正是分解脂肪所需的酶，是将脂酶活性化的物质。

成长荷尔蒙和去甲肾上腺素都对脂肪燃烧起着关键作用。虽然脂肪燃烧的详细过程还未研究清楚，不过据说，恰当的肌肉锻炼可提高肌肉中的乳酸浓度,促进成长荷尔蒙和去甲肾上腺素的分泌。研究结果表明，

必须在跑步之前进行肌肉训练

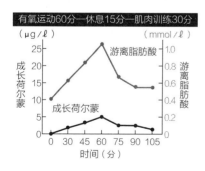
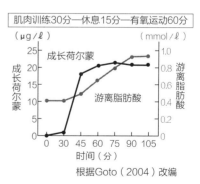

根据Goto（2004）改编

以某种速度跑完步之后进行肌肉锻炼，脂肪分解为游离脂肪酸而得以燃烧，但成长荷尔蒙分泌量明显低下。相反，若在肌肉训练之后跑步，身体会分泌许多成长荷尔蒙，脂肪可持续分解、燃烧。

肌肉锻炼之后再进行有氧运动与在之前进行有氧运动相比，成长荷尔蒙和去甲肾上腺素的分泌量均有提高。

为了突显训练效果，进行肌肉锻炼时不仅要注意顺序，还要重视内容。对大肌肉部位施加负荷，成长荷尔蒙会更容易分泌。锻炼下半身的肌肉，要多练习利用臀部和大腿大肌肉群的深蹲；锻炼上半身的肌肉，要多练习利用胸部、肩部乃至全身肌肉的俯卧撑。

本书最后附有有效促进成长荷尔蒙分泌的肌肉训练方法（参考本书 135 页）。闲暇之日，可以在跑步前按照这个方法练一练，让脂肪熊熊燃烧吧！

只要跑步，肌肉就可以得到锻炼。增加肌肉负荷的训练，要下足功夫。跑步和不跑步的人的明显不同在于下半身的肌肉量。跑步的人无须专门锻炼下半身的肌肉，只要没有特别要求，也不必特意改变饮食。

跑步能令大腿内侧和臀部得到显著改变。人们常常会忽视身体内侧的部位。而坚持锻炼和不做锻炼的人在这些部位间的差距十分明显。在宣讲会等场合，每次我向女性跑者询问"你身体变化最大的地方是哪里"时，十有八九会回答："臀线提升了！"

下半身是大肌肉聚集的部位，要想增加肌肉量，就需要增加肌肉负荷。虽然自己进行肌肉训练有些困难，但跑步时会给腿部施加相当于 3 倍体重的负荷，无须特别的秘诀和技巧，就可以锻炼肌肉。

只要跑步，肌肉就可以得到锻炼。

不过，仅通过跑步不容易变瘦的人、想加快瘦身速度的人，应同时做一些有效锻炼下半身的肌肉训练。特别是本书最后介绍的训练Ⅰ、Ⅱ（参考本书135页），给予下半身的大肌肉群比跑步更多的负荷，使其活动运转，从而增加成长荷尔蒙的分泌量。

　　将训练全部消化确实相当有难度，但想要进一步提升跑步瘦身的效果，这么做很有必要。请在可接受的范围内，尽量去尝试。

　　瘦身关键：跑步前，做些下半身的肌肉训练。

有没有最有效的瘦身训练器材？

　　有没有最有效的瘦身训练器材？有。如前所述，在跑步前，针对大肌肉群做增加负荷的训练，可提高脂肪燃烧率。这样一来，跑步前使用肌肉训练器材进行训练就再好不过了。例如，利用软管可以锻炼上臂和背部，利用哑铃可以锻炼胸部……

　　然而，即使真的存在最有效的瘦身器材，也绝不是那种可以边睡觉边瘦身的"摆动系"。

　　恐怕大家过去都有过买下类似东西的经验。看到拥有如雕塑般完美身材的男女模特，腹部都裹着一条腰带，而腰带的广告宣传语又极富魅力，买回家使用的时候，腹部会受到刺激，汗水渐渐渗出。振动的感觉就好像脂肪被大把猛抓一般，会让你以为："真的有效果！"

　　然而，无论是通过电流刺激还是揉搓，脂肪都不会减少。至于"**利用低频电流、磁性瘦身带，或者涂抹霜体，就可减掉皮下脂肪**"这些说法，我也并没有找到任何可信度高的数据可以证明。

如果可以轻松地完成腹肌运动，那么其实就是"没有使用腹部的肌肉"。食用过多高热量食物，脂肪会源源不断地累积，肌肉的成长环境变得更加严酷。感觉不到困难，可以继续开心生活的秘诀，就在跑步瘦身法之中。

不付出汗水和力量运动，身体永远不会变得紧实，那也就意味着"轻松运动 = 消耗的卡路里低"。"简单、随意的训练工具！"——虽然经常看到这样的宣传广告，但在我看来他们这是在宣传："因为轻松，所以没有效果。"真是不可思议。广告制作方的人为什么就没有发觉呢？

如果是我，那种连呼"太痛苦了！"的肌肉训练，更能说服我去相信——"哦，说不定有效果呢。"

负重跑步可以锻炼肌肉？

经常看到在脚踝上绑着沙袋负重跑步的人。他们一定抱着这样的信念："边跑步边做肌肉锻炼，效率一定更高！"

在我的见闻中，因拳击教练和武术老师的推荐而开始负重跑步的人有很多。但是，没有人从健身教练处获得过这样的指导。因为，大家所期待的效果是完全不会实现的。

首先，跑步时绑在手腕或脚踝的负重物，至多 1~2 公斤重。平时携带的提包有多重呢？不足 1 公斤的小包吗？如果和平时走路携带的包的重量相近，增加负荷不会带来任何效果。

其次，附加在脚踝的重量以股关节为支点，附加在手腕的重量以肩关节为支点，跑步时，它们根据钟摆原理前后摇动。**以股关节、肩关节为起点，负重物因离心力作用而摆动，所以实际上这些负重物摇动时并没有使用能量。**并且，因离心力而做出的摇摆动作增加了受伤的风险，非常不可取。尤其需要注意的是肩关节，与强韧的可支撑腿部的股关节相比，肩关节承受的负荷巨大。

联想拳击和武术的动作，也许在脚踝和手腕绑上负重物是有意义的，然而对于想要通过跑步实现瘦身的人来说，这么做毫无必要。

如果无论如何都想在跑步时增加负重以达到明显瘦身效果，就背一个 5～10 公斤的背包。跑步时，消耗的能量为"体重（公斤）× 跑完的距离（公里）"。同样跑 5 公里，负重 5 公斤则多消耗 25 千卡，负重 10 公斤则多消耗 50 千卡，消耗的能量随负重重量的增加而增加。但是，在负重跑步的过程中，对膝盖和腰部的冲击也会增加，请注意不要受伤。

还要注意的是，背负着沉重的物体跑步，很有可能会变成"本来可以跑 1 小时，结果跑了 30 分钟就累得打道回府了"的结果。这样，就不只是毫无意义，简直是得不偿失。

跑步跟半身浴结合的话，会加速瘦身？

有一种增加出汗的方法在女性中非常有人气——半身浴。她们认为，将半身浴与跑步结合可以达到事半功倍的效果。"跑步后来个半身浴，促进代谢，瘦身效果会更好吧？"

确实，相比于只是坐着，出汗时消耗的卡路里会增加。但是，如果要问我："半身浴本身是否有瘦身效果？"我很难回答。

从瘦身的角度来看，半身浴的好处是可以改善血液循环。**但跑步比半身浴更能促进血液循环。如果有时间半身浴，不如跑上十分钟，燃烧脂肪的效果更好。**

当然，相比快速淋浴，半身浴更能促进卡路里消耗，所以，跑步后来个半身浴也不错，在浴缸里加入喜欢的入浴剂，身心都可以得到放松。应注意的是，出汗过多会给身体造成负担，反而会导致难以瘦下来。沐浴时，人也会出很多汗，但浸泡在浴缸中难以察觉，请注意及时补充水分。

和水比起来，我更推荐用运动饮料补充水分。大量出汗不仅会使水分流失，血液中的电解质也会流失，有时还会引发肌肉痉挛和无力感。**出汗后饮用高级矿泉水，乍一看似乎健康时尚，但血液其实处于电解质失衡状态。**健康第一，所以也请意识到要补充电解质。

"出汗＝排毒＝瘦身"，这样的说法毫无根据。我常常无法理解："毒素、排毒，到底指什么？"体内的毒素会通过呕吐等方式排出体外，硬要算的话，排便也可称为排毒。

跑步令身体出汗，然后及时补充水分，再食用新鲜饭菜补充必要的营养，便可规律排便。

这才是有利于代谢的基本方式。

傍晚跑步，瘦身效果更好？

"听说傍晚跑步，瘦身最有效，是真的吗？"这是最近经常听到的一个问题。"一天当中，16～18 时是最佳运动时间"，对想要锻炼和瘦身的人来说，这似乎是公认的定论。

确实，在 16～18 时，人体的交感神经和副交感神经的平衡性更好，适合高强度运动。我先简单解释一下交感神经和副交感神经。首先，两者都是调节大脑、心脏、消化器官机能的自律神经。交感神经在早上，即身体苏醒时间处于优势，副交感神经则在临近傍晚时处于优势。

在交感神经处于优势的时间带，流向肌肉的血液量、心率和血压均上升，身体处于准备运动的状态（副交感神经大体与交感神经的功能完全相反），因此适合提升竞技特有动作或招数的训练。

另一方面，副交感神经渐渐处于优势是在 16～18 时的时间段，这时便适合做强化肌肉的运动。顶尖运动员通常会在这个时间来到训练中心，努力进行肌肉训练。

这样就基本解释清楚了，不过，"16～18 时的黄金时间段"只是**对顶尖运动选手才有效的说法**。想更新举重的最好成绩、想以柔道提升最大肌力——想通过锻炼突破以往成绩的运动员为了迈向更高的目标，会如同抓住救命稻草一般抓住这段黄金时间，但这只是他们所有努力中的一环。而以瘦身为目的的跑者们在这一时间段跑步，并不会有效提高脂肪燃烧的效率。

在令心情愉悦的时间段跑步，更易坚持，瘦身效果才会更好。

在健身房实践跑步瘦身法的方法

在健身房里，请务必用跑步机锻炼，这样不仅可以有效促进脂肪燃烧，还能刺激瘦身信念。不喜欢去健身房的人，也在酷暑或寒冬的坏天气里去体验一番吧。

要想通过跑步实现瘦身，保持目标心率很重要。使用跑步机，就等于用上了心率仪。

只要输入相关数据，便可边跑边查看心率，按下某个按钮，便可调整跑步速度和跑道倾斜度。即使偏离目标心率，也可通过调整回到目标数值。

使用跑步机的优点是：可配合跑者的喜好，轻松调节运动的强度和速度。"想慢跑，但心率无法提高"——那么，调整跑道的倾斜度即可。"不擅长在倾斜的路面跑步，但可以加快速度"——那么，就优先设定速度。而且，消耗的卡路里也会在跑步机上显示出来，如果"今天想花 30 分钟消耗 700 千卡"——则可通过设定跑道倾斜度和跑步速度来完成。

如厌倦了以某一速度持续跑步，推荐间歇训练法，它是将高强度训练和低强度训练结合在一起的方法。例如，3 分钟快跑加上 1 分钟慢跑为一组运动。跑步时可随意选择组数，张弛结合，从而不会产生厌倦。"今天不知不觉就跑了 30 分钟啊。"我用这种方法跑步后，觉得很有好处。

顺带一提，用跑步机跑步，下肢肌肉的负荷要比在户外跑步低。**跑步机就像是平缓的下坡。所以，最好将跑道调整为有 1.5% 左右坡度的斜坡，这样大体与在平地跑步时的强度相同。**

用跑步机跑步，任何人都可简单有效地燃烧脂肪，不再受天气影响。可以边看电影、电视剧边跑步，将"今天努力跑一集电视剧的时间"定为目标，也会充满跑下去的动力。

瘦身关键：利用跑步机，提升跑道倾斜度和跑步速度。

一旦感到疼痛或筋疲力尽，须立即护理

跑完步后，如果感到身体"有点酸痛""有不协调感""疲劳感无法消除"，必须马上护理，减轻受伤症状并预防深层伤害。

冰敷疼痛部位，会令血管和细胞收缩，代谢水平会暂时降低，神经细胞也会变得迟钝。这样一来，既不容易感到疼痛，又可抑制炎症扩散。

也许有人会认为："护理什么的太麻烦了"。但若不在意这些疼痛与疲劳，不断累积，不知何时就会导致伤病。我向大家介绍一个利用常见物品即可进行简单护理的方法，请务必试一试。

将购买冷藏或冷冻食品附带的保鲜剂留下来放好。跑完步后，先

用适中的水温冲个淋浴，冲洗掉汗液。然后可在膝盖、脚掌、小腿肚、大腿、臀部等感觉疼痛或灼热的部位敷上保鲜剂，再裹上护膝护腿或保鲜膜固定，保持 20 分钟后取下。

但是，小腿、大腿或臀部等部位抽筋时，则不可以冰敷。抽筋是因为肌肉正处于强烈紧缩状态。若此时遇冷，肌肉组织会更加收缩，导致反效果。跑步时发生抽筋，可以等待肌肉恢复自然舒展或适当做一些拉伸运动。正确的做法是跑步后沐浴，充分温暖身体，舒缓肌肉。

当身体产生疼痛感、不协调感或疲劳感时，可采用冰敷的护理方法，不过最适合预防疼痛的方法还是拉伸。拉伸可以提高身体的柔韧性，排出体内积存的疲劳，还可以扩大关节的可动域，减轻跑步时对身体造成的负担，从而预防局部的过度疲劳和损伤。

在肌肉温度较低的情况下强行做拉伸运动，有可能弄伤肌肉。做拉伸运动前先通过慢跑放松身体，晚上再泡个澡，让身体由内而外温暖起来，之后再进行拉伸。如此这般认真护理身体，就会在不知不觉间远离有可能逼近的伤病和疼痛。

瘦身关键：一旦产生疼痛或不协调感，要立即护理。

夺走身体力量的可怕的屈伸动作

正跑到兴头上时，却因为交通信号灯而不得不停下来，跑起来的爽快感瞬间中断，令人不耐。我为了找到没有信号灯的跑道，试过很多路线。幸运的是，无论是 6 公里还是 10 公里的长距离，都可以找到一两条中途没有阻碍的路线。

即便如此，万一运气不好，遇上信号灯不得不停下脚步，该怎么办？一旦停下来，心率会一下子下降。于是，有很多努力的跑者会在等待绿灯时稍微折返。

我自己则是会停下脚步的类型。做些原地踏步或跳跃等动作也是维持心率的方法。另外，在跑步距离较长的时候容易感到疲劳，此时可以将小腿肚和大腿轻轻向后拉伸，以缓解疲劳感。

但是，有一种拉伸动作绝对不要做。那就是令两个膝盖完全弯曲的满标度屈伸动作。

屈伸膝盖，是在跑步途中或之后所做的一种被认为很自然的拉伸运动。在马拉松赛事上，后半程会明显感到腿部变得疲惫，经常会看到人们在跑道边上做屈伸的动作。**满标度的屈伸动作，与跑步动作完全无关，并且会急剧改变肌肉长度。要想再恢复适度的肌肉长度，需要大量能量。**

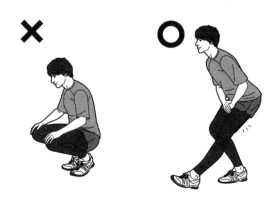

跑 10 公里左右，做这个动作，身体不会出现什么问题。但是一旦跑到 20 公里或以上，体内的能量开始枯竭，就会出现跑不动、乏力的状况。

侧腹绞痛时，可以做拉伸动作

想必很多人都有过这样的经历：只是稍微跑了跑，腹部就突然一阵绞痛。如果这种情况经常发生，就无法坚持长跑，还是预先了解对策为好。

关于腹部绞痛，还有很多没有弄明白的地方，但人们认为这大致跟呼吸和消化系统有关。我将绞痛的原因和对策做了简单整理，可作为参考。

1. **与呼吸相关的肌肉痉挛**：开始跑步后，呼吸变得急促，导致与呼吸相关联的肌肉痉挛，侧腹出现疼痛。试试边跑步边拉伸身体吧。首先，单手举至头顶，手掌向上，手腕朝外，侧腹向外突出，抬起的手臂应充分感受到拉伸。要感受到肩胛骨像要被抬起一样，充分拉伸身体。

2. **准备运动不足**：没有热身就迅速跑起来，下肢的肌肉需要大量血液输送，全身的血液供应量失衡，结果就表现为侧腹绞痛。跑步前充分进行热身运动，例如慢走等，可解决这一问题。

3. **饮食导致的气体滞留**：跑步可加快肠道蠕动，因饮食而产生的气体在体内移动，产生腹痛。在计划跑步的前一天控制碳酸饮料和纤维多的薯类食物摄取量，即可缓解症状。

4.**食物来不及消化**：跑步前吃得过多，食物还未消化就跑步。为了消化，大量的血液输送至胃部，同时又必须输送至腿部的肌肉。结果，脾脏来不及造血，发出悲鸣。类脂质多的食物消化起来需要花费更多时间，所以平常应尽量选择低脂食物。

不过，如果屡次出现严重的腹绞痛，恐怕是患了疾病。这时候千万不要硬撑，应立即去医院就诊。

定期检查血液，预防运动过度

有些年纪在 40 岁以上的人会有这样的担心："已经不年轻了，跑得太远的话，会增加受伤概率吧？"确实，跑步会给关节软骨和韧带造成不小的冲击，而 40 岁的人修复冲击的能力与 20 岁的人相比，明显降低。

运动伤病就像机器磨损一样。相较于"年岁增长"，"长期严酷使用"是更重要的原因。与年龄无关。渐渐养成跑步习惯、保持心情舒畅，越来越需要引起注意。

普通人一个月的跑行距离如果超过 200 公里，受伤的概率会骤然提高。2009 年，我以 3 小时之内完成项目为目标备战东京马拉松，结果在训练时由于跑步过量而搞垮了身体。当时的训练方案为平日每次跑 10 公里、休息日每次跑 30 公里，一个月的跑行距离超过 300 公里。那时每次跑步都想着"必须延长时间"，当注意到的时候，身体已经完全超过了可承受的极限。比赛当天的状态简直糟透了。幸运的是没有受伤，但最终因超出目标时间很久而受到打击，这次痛苦的比赛经历，成为我跑步生涯中糟糕的回忆。

通过检查血液中的 CPK 值，可以知道肌肉的状态。CPK（磷酸肌酸激酶）是肌肉里的一种酶。肌肉被破坏的程度变高，CPK 值就会上升，可由此得知肌肉的疲劳程度。经常运动的人 CPK 数值在 300IU／L 是没有问题的，若超过 500IU／L 则属运动过度，需要减少跑步的距离和频率。不跑步的时候，充分热身后进行拉伸训练，可予以肌肉必要的保护。

如果体检时想要知道 CPK 值，可在检查项目上追加，非常简单。顺带一提，刚才我提到的东京马拉松，比赛前我的 CPK 值超出标准，达到 1000IU／L。明明是运动专家，却出现这样的状况，实在羞愧。也请大家引以为戒。

想要短期内瘦下来，要请私人教练吗？

经常有人对我说："请你担任私人教练的人，体重一定很快就降下来了吧。"这真是个大误会。

除去特殊案例，我教过的学员中瘦身速度最快的，也就是每个月减重 1～2 公斤（最多是体重的 5%）左右。如果学员的体重在短期内大幅下降，我只会反省："啊，失败了。"**如前所述，一个月减重体重**

5% 以上的，肌肉也同脂肪一起减掉的概率非常高，且有 80%～90% 会强烈反弹。

特殊案例，是指为了出演电影或电视剧而必须在短期内塑形减重的演员等。对于他们来说，减重是工作。为了塑形，他们会进行严酷的肌肉训练，倾注大量时间和精力。即使如此，短期内瘦身成功的难度仍相当大，在电影或电视剧的拍摄结束后，也难以坚持。总而言之，这只是某一特殊时期内的无奈之举。

另一种特殊情况是身高不高、体重却超过 100 公斤的人。BMI 指数达到 35 以上的人，由于体重和脂肪总量大，所以一个月减重 5 公斤也没问题。

那么，请私人教练的真正好处到底是什么？

第一，可与私人教练商量与自己的生活习惯、身体素质相匹配的运动计划和食谱。私人教练会从专业的视点和经验出发，提出可用最少次数获得最大效果的训练方案。

比如说，一般情况下，看到肌肉锻炼的成果需要一周 2～3 次的训练。但如果在教练的指导下，坚持正确的负荷、姿势、编排和顺序，一周仅需一次即可达成效果。

第二，当瘦身遇到挫折时，私人教练会鼓励你，成为你的心灵支柱。瘦身时最困难的是实行和坚持。虽然医生会告诉我们"控制卡路里""去做运动"，但不会帮我们制定食谱、和我们一起跑步。最困难的时候正是开始实践的时候。

私人教练的真正价值就在于此。

我在健身行业发达的美国学习时，发现那里的私人教练很不一般。

早晨，教练会开车接上学员。然后和学员在可充分调动情绪的公园或河边，一边交谈一边训练。训练结束后，会和学员一起在超市选择、购买量和质最适合的早餐。

私人教练的工作并不止于指导运动这一项内容。作为努力瘦身和维持健康的人们所依赖的搭档采取行动，倾听学员的烦恼，与他们一同朝着理想前进，是私人教练分内的工作。

如长期聘请私人教练有困难，如今也出现了单次指导的跑步教练或训练师。没有达到预期瘦身效果、不明白训练方法时，请务必好好地利用私人教练。

瘦身关键：接受来自专家的指导。

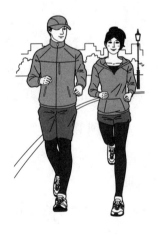

任何人都会遇到瓶颈期

坚持跑步三个月后，逐渐可以轻松适应一周跑步 3 次，每次跑

5～10公里的方案，体重或许也已成功减掉5公斤。可是烦恼也随之而来："从某个时期开始，体重基本不再变化。"这是一名以瘦身为目的而开始跑步的男士的心声。其实，这几乎是所有以瘦身为目的而开始跑步的人都会遇到的烦恼。

出现这样的烦恼，是因为进入了无法继续瘦下去的瓶颈期。体重开始下降的第2～5个月，几乎大部分人都会遇到瓶颈期。这与本章开始时介绍的大脑默认的体重正确值有关系，是个难以解决的问题。

由于开始减重时积存在体内的脂肪较多，身体不需要的内脏部位的脂肪很容易减掉，体重如愿下降。**然而，体脂肪持续下降，大脑不知何时就会开始产生危机感："身体也许要产生异常"。这是人体先天具备的危机管理能力，瘦身由此步入瓶颈期。**用金钱来作比，过度奢侈就会变得囊中羞涩。

改变瓶颈期的方法主要有两个。第一，坚持一直以来采用的跑步方法。身体的自我平衡能力也许很强大，那么就静静等待它发生改变；第二，增加跑步次数和距离或加上肌肉训练等跑步之外的锻炼，给予身体新的刺激。等身体习惯了减重后的体重，体重就会开始再次下降。重要的是坚持不放弃。

偶尔会有始终无法摆脱瓶颈期的人。有可能是因为只看体重，深信自己不会瘦下来。

就像我说过很多次的那句话，减重并不是瘦身的全部。"体重没有变化！""没有变瘦！"在接受这样的打击之前，去看一看体脂肪率、身形变化这些综合性的改变吧。有的人即使体重微增，衣服尺码却变小了，腰带也收紧了。多多注意身体变敏捷的信号吧。

"一周跑步 2 次，平日跑 10 公里，休息日跑 15～20 公里。公司体检时发现没有内脏脂肪，皮下脂肪为 18%。可是由于要兼顾工作和家庭，无法增加跑步次数……"

想要参加一年一次全程马拉松的 T 先生，是一位年过 35 岁的男士。儿时肥胖的他喜好喝酒，年龄渐长，身体的新陈代谢能力下降，他开始跑步。总体上看，他没有内脏脂肪，也没有不良的生活习惯，身体健康。令他在意的是身形，如果跑步时可以减重最好不过。

T 先生虽然一个月跑 100 公里，但仍存在与女性一样的皮下脂肪较多问题。由于内脏脂肪和皮下脂肪的量影响荷尔蒙分泌，所以即便是男性，有的人也容易增长皮下脂肪。

令人懊恼的是，想要减掉皮下脂肪，需要花费大量时间。**有氧运动最先燃烧的是内脏脂肪，之后才是皮下脂肪。**形象地说，内脏脂肪就如同放入钱包的钱，皮下脂肪则如同放在银行的定期存款。只要有钱包，就可以马上使用里面的金钱，而定期存款则不能立即使用。

为"无论如何也减不掉皮下脂肪"而烦恼的人，请务必尝试以下三个方法。

1. 以最有助于脂肪燃烧的心率长跑。

2. 多做以下半身为中心的肌肉训练，提升肌肉量。

3. 重新安排饮食。

肌肉训练就用本书最后推荐的方法（参考本书135页）吧。

有些人的饮食习惯容易导致内脏脂肪累积，比如，吃饭时喜欢喝杯酒，往往会摄入过剩的能量。即使跑步消耗卡路里，也无法达到消耗皮下脂肪的程度。本书第四章详细介绍了改善饮食的方法，请参考。

体脂肪过剩，会导致肥胖并诱发相关疾病。 另一方面，体脂肪也有重要的作用，它可以防止血糖降低、免疫力减退，同时还给内脏器官供给营养、帮助止血等。计划要孩子的女性体脂肪率最好不要低于17%，因为体脂肪过少会对身体造成损害。

以我自身经验为例，一旦体脂肪率减至个位数，免疫力会急剧下降，冬季时会导致反复感冒。 现在的我，理想的体脂肪率为10%～12%。"想拥有运动员那样的身体！"——虽然我很理解这种憧憬的心情，但保持和运动员同样的数值，未必是适合你的最好数值。

只减掉不满意部位的脂肪

如同每个人的长相和身材各有不同，易长脂肪的部位和易减掉脂肪的部位也因人而异。因此很遗憾，"只让想瘦的部位变瘦"在医学上是不可能实现的。

体内的脂肪，并不会因身体的某个部位开始运动了就优先被使用。 运动时，全身的脂肪都会被一点一点溶解，然后与氧结合，通过血管传送至肌肉，充当身体的能量来源。跑步时，虽然腿部的活动量最大，但并不会先燃烧腿部附近的脂肪。

很遗憾，"只有想瘦的部位变瘦"基本是妄想。若想降低体脂肪，跑步（有氧运动）和肌肉训练可以将体内积累的脂肪化为能量使用，这是最有效、最快捷的方式。通过减少全身的脂肪，来达到减少想瘦部位的脂肪的目标吧。

顺带一提，通常人们最想要减掉脂肪的部位是腹部。**一说起减掉腹部周围的脂肪，往往会想到要做腹肌运动，其实这是不正确的。**做腹肌运动可以矫正姿势、将内脏复原至正确的位置，以达到腹部看起来扁平的效果。但其实脂肪并没有减少。

从我指导学员的经验来看，想要减掉腹部脂肪的人，男性如果不将体脂肪率降至 8% 以下、女性不降至 17% 以下，是难以减掉腹部赘肉的。我即使将体脂肪砍掉 9%，侧腹依然堆积着软乎乎的赘肉，完全消灭多余的脂肪是个极其困难的目标。

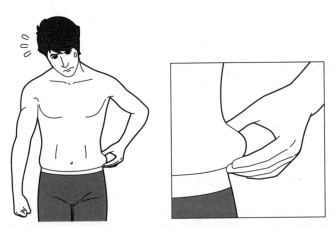

不谈梦想和希望会让人消极，我们也说说好消息。最近有研究表明，肌肉健壮部位的脂肪比其他部位更容易减掉。所以，着重锻炼在意部位的肌肉也是个不错的方法。

再怎么转动腰部，腰腹部也不会变得平坦

有很多人听到有关瘦腰的方法，就去尝试了。现在有一种倡导"扭动骨盆，塑造小蛮腰！"的瘦腰方法，其实毫无科学依据。要想练出细腰，需要锻炼腹斜肌，而如果不仰躺或横躺，根本不会用到腹斜肌。如果无法承受强大负荷，锻炼肌肉也就无从谈起，所以腹斜肌不能站着锻炼。站立着转动腰部、画8字形状时，用得最多的其实是股关节。

若想让扭动腰部的锻炼发挥作用，可以在跑步前的准备活动时做。令股关节周围的肌肉发热，之后的跑步会更加顺畅。

瘦身关键：对想着重减掉脂肪的部位加强肌肉锻炼。

本章瘦身关键

◎将新的理想体重牢记脑中

◎跑步前，做些下半身的肌肉训练

◎利用跑步机，提升跑道倾斜度和跑步速度

◎一旦产生疼痛或不协调感，要立即护理

◎接受来自专家的指导

◎对想着重减掉脂肪的部位加强肌肉锻炼

第四章

更高效瘦身的
加速瘦身法大公开
（饮食篇）

吃下去的食物三天后会转化为体脂肪

　　就像我前面多次说过的，身体不会在一朝一夕间变胖或变瘦，大脑有默认的正确体重值，且会保持在一定数值，不会轻易改变。每天测量体重的人，往往会在意数百克的变动。**然而通过极端的饮食控制而降低的体重，只是暂时的降低。一旦恢复饮食，体重就会恢复。反过来，即使自助餐或甜点吃得很饱，这些食物也不会立即在体内生成脂肪。**1~2个月的节食并不会令体重有大的改变，更不用说以周或2~3日为周期的节食了，体重根本不会有变化。

　　很多人周末或连续几天不注意饮食时，就会认为："啊，瘦身失败！"继而早早地放弃瘦身，自暴自弃，不再愿意跑步。有很多人都有过类似的情况。

　　为了避免这种情况发生，请大家务必了解瘦身的基本常识。食物消化后，最快也要3天才能转化为体脂肪，迟的话需要一周。拿拉面来举例吧。吃完拉面的第二天，也许体重会一下子增加，但这只是单纯的重量增加。吃 100 克大米增长 100 克体重是理所当然的，再加上衣服等物件的重量，体重秤上的数值会随着一同增加。其实，在这个时候，食物还未变为体脂肪。虽然体重增加了，但并不代表变胖了。

由于吃下去的食物会立即转化为能量被使用，如果饮食量恰当，当天吃下去的食物即可消耗掉。没有消耗完的，便作为剩余能量转化为脂肪，积存在体内。该变化需要 3 天～1 周的时间。虽然此时说"变胖"还为时尚早，但从这一阶段起就要开始注意了。

在糖类转化成体脂肪前，若做些运动，就会加快糖类的消耗速度，可有效阻止体脂肪的堆积！

一天吃几顿饭最容易瘦下来？

如果"每顿饭之间的间隔过长，身体就会因陷入饥饿状态而渴望营养，吃下去的食物热量会被充分吸收，于是容易变胖"，这是一些瘦身节目中经常提到的理论之一，似乎还有数据可佐证这一说法。

但是，在佐证这一理论的数据中，有可能包含着"用餐次数多的人比次数少的人一日摄取的总热量高"这种无法说明问题的数据。

此外，人和人之间能量代谢的差别非常大，即使是吃同样的食物、同样的重量，采用同样的制作方法，也会出现有的人易胖而有的人不易胖的情况。得出正确的数据和结论其实非常困难。

有的人说将"一日两餐改为一日五餐后，变瘦了！"，于是一丝不苟地坚守这种饮食方法，这么做自然十分高明。有的人会认为吃完东西后比空腹时的状态更好，也有的人因为工作繁忙一天只能吃两顿饭，因此每顿饭都必须摄取足够多的营养才行。

我认为用餐的次数并不是多么重要。"肚子饿了，就适当吃点。"轻松对待更好。

瘦身关键：想好当天食物的全部热量。

最有助于瘦身的食物摄取方法

跑步是需要消耗大量热量的有氧运动，但并不是只要跑步了，就算暴饮暴食也能瘦下来。事实上，就算跑得再多，也需要控制饮食，以使消耗的热量超过摄取的热量。

要想减少摄取的食物热量，直接减少饮食量即可。但是，盲目减少饮食量则无法有效推动跑步瘦身的实行。**如果减少饮食而导致营养失衡，则无法补充跑步所必需的营养、流失的能量。此时，虽然体重暂时下降，但随之而来的是对身体的伤害，并且容易变成不易瘦体质。**极端地减少饮食量，恐怕还未实现瘦身目标，就会先遭遇挫折。应该有很多人会想象到这么做的后果。

虽说要"减少摄取食物的热量"，实际上正确地计算摄取的热量相当困难，即便是身为专家的我们也很难掌握，普通人实践更是近乎不可能。因此我推荐使用"限食法"。

热量低且营养高的限食法

限食，是将食材分为可以食用的和尽量控制食用的两类，并尽量选择前者的饮食方法。用这种方法，即使不精心计算也可抑制热量摄入，极为便利。

请参考后面的表格。第一个表为"可限量摄取的食物"（后文简称"可摄取的食物"），第二个表为"可积极摄取的食物"，最后一个表是"禁止摄取的食物"。若一天的饮食中完全涵盖了推荐摄取的食物，即可充分摄取五大营养素（碳水化合物、蛋白质、类脂质、维生素和矿物质）。营养不失衡，便可加快你的瘦身进程。

需要特别注意的是看待禁止摄取的食物的态度。首先，请不要产生类似疑惑："中野先生，这些全部都不能吃吗?！"限食只是为高效瘦身而限制某段时期内的饮食。

这些食物能满足能量需求

◎ 可限量摄取的食物

谷类	糙米（1日最多3碗） 五谷面包（1日最多2片） 荞麦面条（1日最多1屉）　　　※ 每餐吃本栏中的一个即可
肉、鱼、豆类	鸡脯肉（最多200克） 小型鱼（最多1条） 无油金枪鱼罐头（最多2罐） 豆腐（1/2块）、纳豆（1包）
乳制品、蛋类	牛奶（最多3玻璃杯） 无糖酸奶（最多1小杯） 鸡蛋（最多2个）
点心、水果	苹果（最多1个） 香蕉（最多1根）
调味料	植物油（最多1大勺）
嗜好品	无热量的啤酒（最多1瓶500毫升）
薯类	薯（最多2个）

◎ 可积极摄取的食物（制作时少油）

• 蘑菇类　• 海藻类　• 青豆 深色蔬菜（花椰菜、胡萝卜、番茄、青椒、菠菜等） 香味菜（洋葱、大葱、生姜、襄荷）

禁止摄取的食物

谷类	精细加工类（白米、面包、乌冬面等） 意大利面
肉、鱼、豆类	牛肉、猪肉 加工肉（培根、火腿、香肠） 墨鱼、虾、章鱼、贝类 熬炼凝结物（鱼糕、鱼肉山芋饼等）
乳制品、蛋类	乳酪
点心、水果	甜点类（蛋糕、布丁、冰淇淋等） 零食、点心面包
调味料	黄油、果酱
嗜好品	所有含酒精饮品
烹饪菜肴	中式菜肴 咖喱、煨炖菜、油炸食品
即食食品	速冻食品、快餐食品

　　若在限量的范围内未食用充足的可摄取的食物，则可食用可积极摄取的食物。以乳酪和牛肉为例。乳酪和牛肉都是对身体有益的食品，且都是备受欢迎的食物。并且，无论采用什么方式瘦身，都必须要摄取动物性蛋白质。然而，**乳酪、牛肉、猪肉含的类脂质多，在烹饪制作时，为了更加入味，往往导致最终热量过高。**对此，我想说的是："那么，**就摄取类脂质少、调味淡却易食用，且氨基酸评分 100（参考本书 117 页）的蛋白质吧！**"

　　根据上方的表格，禁止摄取的食物中所含的身体必需的营养素，也可在限量摄取的食物中获得。例如可从含有乳酪的酸奶和牛奶中摄取蛋白质。有时候，同一食品群，可摄取的食物、可积极摄取的食物比禁止摄取的食物能更有效地摄取其他营养素。这就是在糙米和白米中推荐糙米，深色蔬菜和浅色蔬菜中推荐深色蔬菜的理由。

可摄取的食物清单中的食材是为了取得均衡营养而希望能全部食用的，但有一个例外——谷类。如果每次都吃糙米，很容易吃腻，所以准备了替代项。喜欢面包的人可在早餐和午餐中加一片五谷面包，晚上一碗糙米；想吃面食的人可早晚各一碗糙米，中午一屉荞麦面。按此方法，从谷类食物中选出每餐主食。荞麦面一日最多吃一屉，五谷面包一日最多吃两片。

完全实践限食1~2个月是极限

跑步的同时100%实践限食计划，1~2个月内即可有效减少体脂肪。但是，完完全全按照限食法推荐的食材进行饮食控制其实非常困难。100%完全实践限食的人，一般都是那些必须在电影、电视剧杀青前控制体形的演员。

对于想要100%实践并且可以切实实践限食法的人，我并不会阻拦。但是即便要这么做，也请只坚持1~2个月。100%实践限食法并不是唯一手段。例如只在星期一、三、五限食，只在周末限食等，在力所能及的范围内实践，降低难度并利用半年到一年的时间实行、适应。也可以只在饮食过量的日子里实行。

当然，也可以按照自己的方式安排计划。能够坚持的计划，对于你来说就是最有效的计划。"不吃牛肉就没精神"的人，也可只把牛肉放入可限量摄取的食物。我的学员中也有"超级喜欢咖喱，无法拒绝"的演员，那就只把咖喱列入可限量摄取的食物清单中。

如此简单就可成功塑造目标体形。

虽说要按照可摄取的食物清单规划饮食，但千万不要一日三餐都吃荞麦面或只吃豆腐和鸡蛋，这种做法太过极端。限食的意义在于保证摄入量，以保持营养均衡。

若人体内某种营养素出现不足，就会用体内的其他物质来补充。例如体内钙不足，骨骼就会溶解制造出钙；如果糖分不足，就分解肌肉来形成糖。结果容易导致骨质疏松、肌肉量下降等症状。

由于限食法中可食用的食材较少，每餐无法获得满足感，那就用加量来弥补吧。多使用大葱、生姜等香料，创新食物风味和味道，更能享受饮食乐趣。

瘦身关键：在力所能及的范围内限食。

用"扔掉的勇气"重置你的饮食习惯

"虽然已经饱了，但还是稀里糊涂地吃多了"，这样的人大多抱有"必须吃完眼前所有食物"的想法。现在，请立即抛弃这样的想法。

饱腹便是已获得充足能量的证明，会有食物剩下也是理所当然的事情。若非如此，所有食物都会转化为脂肪。就连狮子捕到一匹斑马，吃饱后也会停止进食，让给其他动物。

为了知道适合自己的量，必须要有扔掉的勇气。

举个例子。平时餐桌上总是摆上5~6道菜，通常人们会没有任何疑问地将所有菜都吃完。但仔细想想，其实大多数人在中途就已经饱了，不如试一试剩下一盘吃不了的菜。接下来再按这个方法尝试，便会发觉又剩下一盘菜。如此反复的过程中，就会发现其实只要2~3道菜就可以了。

起初一定会有人觉得："剩下饭菜实在太浪费了。"不过，正因为有吃的人，做的人才会做得多。如果将吃不下的东西剩下，做的人就会明白："下次应该减少量和种类了。"

我自己就是个例子。因为有"剩下也没关系"的想法，所以控制起饮食来也变得轻松不少。比如"想吃铜锣烧"，在吃的过程中感觉"肚子已经饱了"，那就只好剩下了，最后哪怕只吃半份，也要下决心扔掉。

由于每次吃不完食物都要扔掉，比起一瞬间袭来的食欲，扔掉食物的罪恶感会渐渐占据上风，慢慢地自然就会改为购买小块的铜锣烧。当只购买适量的食物时，就会从"吃不完面前食物"的负罪感中解放出来。

勉强摄取多余的热量，只会白白浪费时间、无故增加运动量。如此徒劳的努力，应不是想有效瘦身的人所追求的。

瘦身关键：与罪恶感为伴。

把吃东西当成犒劳自己的人，注意啦！

说起饮食控制，很多人会有这种想法："本来就只有'吃'这点爱好，如果还要剥夺，简直无法接受！"

不用担心。其实，**摄食行为可以通过训练改变。任何人都不必刻意忍耐、极力控制热量的摄取。**

这既不需要什么魔法，也不需要什么意志力，只需要运用心理学的认知行为疗法。这个方法我曾推荐给指导过的运动员和学员。若要改变摄食行为，最关键的是认识、明白自己应该改变的问题。第一步是知道自己的摄食行为模式。

我将介绍三个具有代表性的摄食行为模式及应对方法。看看自己属于哪种模式吧。如果明白了无意识摄食行为的原理，应对方法也就显而易见。结合自己的摄食行为，去寻找"可以继续"的方法吧。失败几次都没关系。吃这件事与运动一样，养成习惯很重要。对那些感觉自己可以做到的事情和想去挑战的事情，就去多尝试几次吧。

〔CHECK〕模式 1: 补给系

能量不足→空腹感→产生食欲→寻找食物→购买→仅摄入必要量→**弥补缺乏的营养元素**

狮子饿了就会去狩猎。吃饱之后，即使兔子从眼前经过，它也跟没看到一样。体内能量不足就开始产生空腹感，有了食欲就需要吃下食物，这是动物的本能反应。

其实，人类与狮子一样，都属于补给系。"今天太忙了，晚饭看来要推迟，午饭得多吃点""昨天吃多了，今天就少吃点"——人会产生这样的想法很自然。

不过，人类和动物终归有所差别。假如有人请客，即使不饿也想

去吃。受欲望支配，原本的食欲周期被打乱，于是渐渐变得肥胖。比如说，当我们打开薯片的包装袋。起初只是感觉有点饿，想吃点什么，但不知不觉间，意识朝着"吃完一袋薯片"转变，明明已经得到满足却还是将整袋薯片都吃光了。什么都不想就将食物放入口中的"习惯性咀嚼"也是破坏正常食欲周期的坏习惯之一。一边看电视、做事情，

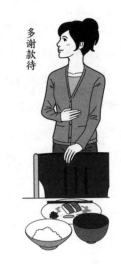

多谢款待

一边吃点心、喝酒，会失去意识到"已经吃饱了"的机会，导致最终摄入的热量超标。

为了让大脑恢复至补给系，请养成在伸手去拿食物之前，想想"肚子是否真的饿了"的习惯。与自己的身体沟通，不饿的时候不要吃，饿的时候就吃。这种方法虽然看上去很直接很简单，如果坚持，大脑就能够回到补给系，你也就不会变胖了。

⎡CHECK⎤ 模式 2: 习惯系

养成一日三餐的习惯→到了规定时间，就会觉得"必须吃饭了"→找食物→购买→食用→**形成习惯的安心感**

到了规定的时间，就会感觉肚子饿了。这是习惯系的特征。例如，一直以来的习惯是无论前一天的晚餐推迟到多晚，第二天都会按时好

好吃早餐。**到了中午 12 时的午餐时间，必然又会感到肚子饿。其实体内能量并没有不足，但食欲已嵌入日常生活中，成为一种习惯，到了规定时间就要吃饭——这其实是大脑产生的错误信号。**

人每天的活动量、食量、吃下的食物性状都不相同，也不可能每天都在同一时间摄取同样的能量。若是一到固定时间就想用餐，不妨想一想，真的饿了吗？饿到了什么程度？如果可以做到这一点，即可向适量饮食靠拢，防止摄入的热量超标。

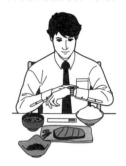

当然，绝大多数上班族都要在规定的时间内吃午餐，补给下午所需的能量。所以，点菜时，只要考虑是否有必要吃和往常一样的猪排盖浇饭和荞麦面套餐就好了。

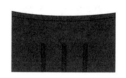

用餐的次数并不重要。如果肚子不饿，无须一日三餐。次数主义也是导致肥胖的原因。

CHECK 模式 3: 回报系

身体有"想要回报"的欲望→用美食回报自己→寻找美食→购买→食用→**获得回报的喜悦**

这种模式是最难改变的。老实说，我自己也属于该模式。对于回报系的人来说，食物不是能源，而是回报。不间断地搜罗购买美食是他们的习惯，当吃下美食时，一种获得回报的喜悦会油然而生。这种喜悦感使他们想吃美食的欲望愈来愈强烈。

当人获得高于预期的回报（回报预测误差）时，会释放多巴胺，多巴胺工作性神经元机能得到提升，人于是进入兴奋状态。据我所知，可强力提升该机能的有麻药和兴奋剂。借这些药物特意且强烈地让该机能工作，人是很难轻易脱身的。

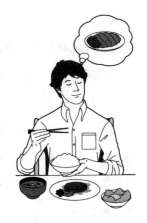

只要多巴胺工作性神经元发挥作用，就会给大脑带来莫大的快感。

在摄食行为中，多巴胺又会发挥什么作用呢？我来为大家说明。

"想吃美食！"的欲望导致连锁反应无法停止

假设你的面前放着一块大福饼。"大福饼嘛，肯定就是那种味道呀。"试着拿起尝一口，居然比预想的还要好吃！瞬间，多巴胺释放。实际感受到的美味越高于预想中的味道，多巴胺分泌量越大。多巴胺越大量释放，美食回报的喜悦感越高。如此一来，下一步的行动是什么？比如说，有家偶尔去买蛋糕的店。非回报系的人会购入一个认为美味的蛋糕。而回报系的人会以各种理由——"这个新品也许比平时的蛋糕更好吃""但还是买个平时一直喜欢的蛋糕比较保险吧"，购买不止一个蛋糕。

令人担心的是，如果认为"果然很好吃"，那么喜悦感会加强。相反，如果不怎么好吃，回报系的人则会因失败而重来，即做出另选一家店继续寻找美味甜点这种危险的行动。

回报系的人不管是面对一日三餐还是茶点、饮料，总是在追求美味这一回报，于是在不知不觉间，每天摄取的热量都超标，并且会越来越"想要获得更多快乐，想要释放更多多巴胺"，这样的想法似乎没有尽头。

这是意志力所难以克服的。不过，面对回报系的心理需求，可以从降低回报的频率开始着手。

"满足了！"——将感到满足的仪式变成习惯

我亲身实践这个方法，规定自己"一日若吃到一次美食即满足"。例如，若午餐没有吃到美食，心中就想着"如果晚餐好吃也OK！一次失败，一次满足也可以"。如果最终变为"一周里仅限周末不去在意热量，可以畅享美食"的一周一次回报即可满足，就是胜利。

如果每天都想从食物中获得满足感，另一个方法是，提升每次的满足程度。如果只是马马虎虎地认为好吃，多巴胺的释放不充分，在还未满足时就过渡到下一次寻找美食的过程中。但是，在食用时集中精神，全身心享受美食——"这个太好吃了，用什么做的？""是如何烹饪的？"——即可释放大量多巴胺，从而感觉得到了"一日一次的大回报"，充满满足感。**我曾详细询问过我的学员对吃下的食物的感想，有趣的是，能详细认真地回答我的人，饮食习惯改变更快。**

回报系的人多为原本就很喜欢吃的人。既然如此，就集中于手中的美食，好好品尝它们吧！

瘦身关键：改变饮食习惯。

氨基酸饮料和蛋白粉，喝哪个更容易变瘦？

在我担任训练师的 20 年中，"只吃 ×× 、只喝 ×× 就能瘦身"的宣传广告不绝于耳，各种食材从流行到消失，类似的宣传不断上演。

即便是已养成运动习惯的人，也有听信了"好像可以加快瘦身""好像有增强效果"的宣传而陷入圈套的，比如有许多跑者喜欢在跑步前后饮用氨基酸饮料。

但是很遗憾，饮用氨基酸饮料可燃烧脂肪的说法没有任何根据。脂肪燃烧需要脂肪酶，但目前没有证据证明脂肪酶的功能活性化与氨基酸有直接联系。

氨基酸的确对身体塑形起着关键作用。因为肌肉、骨骼、皮肤、大脑的基本构成物质都是氨基酸。包含 20 种氨基酸的蛋白质通过不断组合，在体内一再合成和分解，最终成为血肉。"氨基酸是组成肌肉的基本物质，因此饮用氨基酸饮料可以帮助肌肉增加，燃烧脂肪，所以可以瘦身！"——这种联想恐怕就是"饮用氨基酸饮料就可瘦身"的陷阱吧。

虽然饮用氨基酸饮料不会瘦身，但氨基酸是边跑步边塑造易瘦体质所不可或缺的物质。20 种氨基酸中有 9 种不可在体内合成的"必需氨基酸"，必须从外部——即饮食中摄取。

蛋白粉就此登场。有人认为"保健品可在不摄取多余脂肪的情况下解决营养问题"，但我告诉学员们，不要依赖保健品，应该从饮食中摄取蛋白质，学员们也都按照我的要求来做。

若将蛋白粉与饭菜搭配起来食用，可同时摄取蛋白质以外的营养物质。由于主菜也能好好吃，所以更易获得满足感、饱腹感。虽然在热量控制上要下点功夫，比如把握做菜用油的量，将味道调得淡些，但更重要的是要积极摄取有利于瘦身的食材。

如果想要有效摄取身体需要的氨基酸，被称为"氨基酸评分 100"的优质蛋白质是最有效的食物。氨基酸评分是根据 9 种身体必需氨基酸的构成比算出的营养价值数值。必需氨基酸的含有比例达到标准值 100% 的食品，为氨基酸评分 100 的食品。

[氨基酸评分 100 的推荐食材]

◎ 肉类

鸡肉、鸡肝、猪肉、猪肝、马肉、羊肉

◎ 鱼贝类

竹笋鱼、沙丁鱼、鲣鱼、比目鱼、鲑鱼、康吉鳗、旗鱼、红金眼鲷、鳕鱼、五条

◎ 乳制品、蛋类

牛奶、酸奶、鸡蛋

顺带一提，肌肉所特别需要的氨基酸是被称为支链氨基酸的 BCAA（缬氨酸、亮氨酸、异亮氨酸、异白氨酸）。市面上销售的氨基酸饮料的确含有 BCAA，但其实牛奶所含的 BCAA 更丰富。牛奶才是优秀的氨基酸饮料哦！

有运动习惯的人，每 1 公斤体重每天所需的蛋白质为 1 克，即体

重 70 公斤的人每天需要 70 克蛋白质。这一数值不是肉的重量而是蛋白质的量。若只吃鸡脯肉，则必须食用 300 克才能摄取足够的蛋白质。随着年龄增长，蛋白质的合成效率逐渐下降，进入中年后，应摄取更优质的蛋白质源。

瘦身关键：摄取氨基酸评分 100 的食品。

酵素减肥的真相

比起氨基酸，酵素在女性中的人气更高。"饮用新鲜果汁，摄取酵素来瘦身！"——近几年，这一话题被媒体炒得沸沸扬扬。新鲜果汁中含有丰富的维生素、矿物质、植物纤维和植物生化素，是值得推荐的饮品。可是，果汁中的酵素真的可以燃烧脂肪吗？我的回答是"不"。

有人提倡生吃蔬菜和水果，以增加体内酵素，提高代谢水平，但植物所含的酵素和人体内的并不相同。即使是同样的酵素，被身体吸收时，酵素也会分解为氨基酸。若酵素被肠道吸收，会引发过敏反应，十分危险。

"食用辣椒素、咖啡因或肉后再跑步可瘦身"的说法也站不住脚。辣椒素的辣味成分和咖啡确实具有一定的燃烧脂肪效果，但微乎其微。如果仅仅在食品中掺入五香粉、喝数杯咖啡就能瘦，如此危险的烈性食品恐怕也无法轻易买到。**特别要指出的是咖啡因，对于平时就经常摄取咖啡因的人来说，咖啡因对瘦身完全无效。**只是吃吃喝喝就能瘦身，这种魔法在世界上是不存在的，醒醒吧！

近来还流行一种限糖瘦身法。摄取过多糖类确实会导致体内热量过高。但若减少糖类摄取，身体就会分解肌肉以合成糖类，反而导致肌肉减少。如果不是因为疾病而必须遵照医生建议的人，应尽量避免完全不摄取糖类的极端做法，不然体重会反弹。

瘦身关键：不盲目追捧流行的瘦身食物。

请冷静对待饱腹感与困乏

饱腹感或睡意袭来，毫无心情跑步的日子，谁都会有。容易被这些情况左右的人，当仔细审视自己的状态时，或许会意外地冷静下来，然后伸伸懒腰："好，跑步吧。"

说到饱腹感，经常会出现这种情况：由于"饭后马上跑步对身体不好"，于是决定先看会儿电视，看着看着就会觉得跑步麻烦而取消计划。

虽然我也经常提醒学员"饭后2小时内跑步对消化不好，最好不要在这段时间内运动"，**但实际上，只要不以与田径选手一样的速度长时间跑步，饭后跑步对身体也没有什么太大影响。**食物还未完全消化时就开始跑步，有的人会感到侧腹绞痛，不过只要放缓速度就可缓解，也可将跑步改为脂肪燃烧效率高的快走。

如果饭后不跑步，看电视时一不留神睡着了，也许会导致胃下垂。提起精神跑起来会感到精神更加清爽，身体线条也会更加紧致。

"话虽如此，但终究还是吃完饭才有更衣跑步的意愿。下班回家后肚子空空的，都快饿死了，哪有什么跑步的心情。"这时，尝试吃些能量果冻或香蕉抑制空腹感怎么样？能量果冻和香蕉都是脂肪含量少的食品，即使吃完立即跑步，也不用担心胃下垂、侧腹绞痛的问题。人的身体没有那么柔弱。**即便你觉得肚子饿得快死了，在慢跑途中也不会倒下。能量会以脂肪的形式储存下来，以备不时之需。**

短时间内消耗能量的运动，除跑步之外再无其他。"又吃多了！"边揉着肚子边暗暗自责时，可利用跑步将吃下去的食物消耗掉，哪怕只消耗一半也好。这样一来，或许心情就会好多了吧！

接着来分析产生睡意的原因，其实不外乎两种。一种是因终日外勤、长时间飞行、搬家等重体力劳动造成的肉体疲劳而感到困乏。这时，果断不跑才是明智的选择。拖着疲惫的身体勉强跑步，只会给身体造成负担。此时，休息才是首要任务。另一种情况是，因为一直开会或面对电脑工作而变得精神迟钝、读书犯困等非肉体上的疲劳。这时，要想赶走睡意，就换上跑步服奔向户外吧。因为此时应消耗的能量都聚集在体内呢。

跑步能使身心得到释放，适度的肉体疲劳能助你夜晚酣然入睡。午餐之后，有时做着做着案头工作就打起盹来，此时不如索性出去，轻松地跑一跑，再回到工作上，效率就会提高。

在节假日里不知不觉吃多了

外出温泉旅行时，一早一晚旅馆中都摆好了豪华料理，午餐和茶点时间则到美食店铺中大快朵颐一番。三天两晚的旅行，不停地吃吃喝喝，晚上再泡一个舒服的澡，悠然地进入梦乡，度过愉快的一天……

其实，再怎么想瘦身，也需要转换心情和适度休息。旅行中，就忘记饮食控制和跑步，尽情享受吧！如本章开始时所说，吃下去的食物不会马上就转化为脂肪。享受的美食，等旅行结束后再消耗掉就可以了。

对旅行时跑步的建议

如果不消除吃东西的罪恶感，你在旅行中就无法做别的事，那么务必带着跑鞋踏上旅程。然后，可以利用早餐或晚餐前的自由时间跑步，将摄取的能量在当天消耗掉。可以在早餐前在住宿地附近跑步，顺便观赏周边怡人的景色，不仅能让头脑清醒，也放松了心情。对我来说，在出差地跑遍各处，欣赏街容市貌，是旅行的项目之一。

如果住的是带有健身中心的酒店，可以在晚上利用跑步机锻炼。最近，喜欢在旅行中跑步的人渐渐多了起来，各大城市的大酒店几乎都会为住客准备精心独创的跑步地图。在哪里跑步、距离多少、沿途可以欣赏到何种景色和建筑——地图中都会详细介绍，看上去就很有趣。

无论是日本还是其他国家，大城市的大酒店里大多会准备跑步地图。每次出差或旅行时搜集跑步地图，说不定会成为小小的爱好。如果留宿的酒店没有准备跑步地图，那么就积极向接待员或前台打听下有没有推荐的晨跑路线。比起自己计划的路线，他们一定可以告诉你有趣得多的方案。还可以和酒店的工作人员享受一段快乐的时光。

只要有 T 恤和运动裤，再加上一双跑鞋，到哪里都可以跑步。"又吃多了！"以往那种摸着肚子到处闲晃的旅行，将因为你的决定而改变！

本章瘦身关键

◎想好当天食物的全部热量

◎在力所能及的范围内限食

◎与罪恶感为伴

◎改变饮食习惯

◎摄取氨基酸评分 100 的食品

◎不盲目追捧流行的瘦身食物

第五章

当你坚持不下去的时候

跑步过量有伤身心

　　以前的我，无所顾忌，跑得越远越快就越充实越快乐。那时候，体脂肪减到良好的状态，身体变得轻盈，肩酸腰痛的症状也在不知不觉间改善了许多。习惯了跑步之后，便想获得更多的跑步快感，想要跑得更远，次数更多，结果却导致跑步过量。

　　虽然我建议各位尽可能延长跑步距离，但反对跑得过量。即使休息也无法消除的疲劳感，对身体各部位造成的负担，都会因跑步过量而累积下来，逐渐演变成慢性疲劳，出现无精打采、身心疲乏、肌肉关节疼痛等症状。最终，运动、休息和补充营养的平衡被破坏，身体发生异常，还会对日常生活造成影响，严重的甚至无法跑步，陷入锻炼超标的漩涡。

　　如第三章所述，**普通人如果每月坚持跑步超过 200 公里，患上伤病的风险会急剧增高。**出现以下症状的人，一定要警惕，采取必要的对策，如缩短跑步距离、增加休息时间等。

"如果休息下来，又要变胖了。""只要休息下来，就无法再下定决心跑步了。"——如果无视警示信号，继续强行坚持，膝盖和腰部定会酸痛不已。发展到这种程度，此前付出的所有努力就真的化为泡影了。所以，跑者必须具备休息的勇气。

【千万不要对跑步过量的信号视而不见！】

◎睡眠状况良好却仍有疲劳感

◎体重在一个月之内下降 5% 以上

◎静息心率出现 5～10 的变化

◎容易患上感冒

◎烦躁不安

◎无论是工作日还是闲暇时，都毫无热情、无精打采

瘦身关键：鼓起休息的勇气。

坚持不下去的时候，就去看看身边瘦身成功的人

有一个可以长期坚持跑步的诀窍，就是效仿他人。有利于维持动力的自我效能感，也可从他人的成功经验中获取。

首先，在熟人、朋友和同事之间寻找与自己年纪、体格等相近，并已经通过跑步变瘦了的人。连载瘦身经历的博客也可以看看，注意

他们做了什么、如何做的，效仿并参考。

一般而言，人们难以坚持的原因之一是一个人默默地想，又一个人默默地实行，看不到终点。如果一直毫无结果，就会否定自我，觉得没有坚持下去的意义。可是，当感到无法坚持的时候，得知"××无法变瘦时是××做的"，就好像突然茅塞顿开般，再次重拾信心，激发斗志。"他（她）可以做到的话，我也肯定可以！"

不过，如果效仿的是棒球选手铃木一朗的训练方案，起初也许会干劲十足，觉得自己一定可以出色完成。但持续下来，会发现十分吃力，于是就认为："果然只有铃木一朗才可以做到啊。自己还是不行。"最终放弃。

如果效仿憧憬的模特，可能会认为"她原本身材就很好，不用怎么吃苦也可以瘦"；如果中老年人效仿新来的职员，可能会产生这种想法："像他们这种二十多岁的年轻人才能做到"。结果，只会因为各种理由不停放弃。

要效仿，就要效仿那些在年龄、体形、体力上和自己相近的成功者。"说不定我也可以"的期待感提高，才能激发动力，坚持下去！

瘦身关键：比起高手，效仿身边的朋友会更好。

鼓励和朋友让你长久坚持下去

家人、朋友、搭档和同事是我们生命中的重要组成部分。当独自一人遇到挫折之时，他们的鼓励或许会成为继续保有动力的强大力量。

人长大后，便会越来越少地听到类似"好厉害"这样的夸奖了。也正因如此，人被夸奖的时候，就会特别开心，想要更努力。鼓励，是坚持的原动力。

年过五十仍向跑步发起挑战的 R 女士就从鼓励中汲取了动力。R 女士把子女抚养成人之后，丈夫再也没有像年轻时那样看过她或夸奖过她。以瘦身为目标，R 女士开始跑步，并跑完了全程马拉松。突然，丈夫和主妇们开始夸她："变瘦了""真年轻""好厉害"！

鼓励和夸奖令 R 女士心情大好，几次向全程马拉松发起挑战，最后甚至参加了 100 公里的超级马拉松赛事。

结交跑步伙伴也是坚持的秘诀之一。美国运动医学会的报告指出，在有人陪着一起运动的情况下，成功坚持跑步的概率竟会提高至 80%。

我的学员中，也是加入跑步俱乐部的人更好地坚持了下来。和在俱乐部遇到的伙伴一起相约长跑，一起参加周末的跑步活动，互相鼓舞、交换信息、切磋琢磨，彼此都充满激情。

也有人说："瘦身是跑步的目标，而超越职业和年龄框架的朋友才是跑步所获得的最宝贵的东西。"如果只是为了瘦身而跑步，独自一人一定难以坚持到底。

在工作之外的领域构筑新的人际关系，也许是跑步的另一个魅力所在。

瘦身关键：结交跑步伙伴。

举一个我的学员为例子。

年过六旬的全职主妇 K 女士突然间找不到生活的目标了。儿子已经独立，丈夫独自赴任，家里再无其他成员，K 女士内心寂寞，空虚度日。"这样下去可不行，必须做点什么！"这么思索着，她打算瘦身健身，因此成了运动俱乐部的会员。然而，一个人默默锻炼十分无聊，她找到了我。

面对精力、体力都很充沛的她，我提议："何不去跑步呢？"可她立刻回绝："中野先生，对不起。我绝对不会喜欢跑步。"后来，她尝试坚持快走，我算准时机，再次提议尝试跑步。K 女士终于同意："嗯，试一次吧。"最初跑步的心情似乎很愉悦，眨眼之间她就适应了。

之后，她跟上跑步热潮，参加了全程马拉松。完美地完成了第一次马拉松赛后，她信心倍增，随即加入了谷川真理主办的 RUN 俱乐部，最终成了 sub-four-hour（四小时内完成马拉松赛）跑者。

旅居在女儿位于纽约的住所时，她也会在中央公园晨跑，去哪里都随身带着跑鞋。

"原本讨厌跑步的我，竟然在纽约跑步，这样的状况让我十分意外又超级开心。我终于找到了人生的乐趣！"当时，她的体脂肪率保持在 10% 左右。

当然，一定也会有不适合跑步的人。如果毫无跑步的动力，那就等有热情的时候再出发就好了，我总会这么想。但是，有的人怎么都无法产生再次挑战的意愿。"已经不行了！无论如何也不想跑步了！""我只想吃喜欢吃的食物！"

如果无法享受跑步给自己带来的变化，或许是无法喜欢上跑步这项运动本身吧。

喜欢阅读的人，无论多忙多累，都会期盼读书、享受读书带来的乐趣。而讨厌阅读的人，就算在强迫之下也不会读。哪怕勉为其难开始读书，最终也会以"想睡觉""看不进去"告终。

跑步也是一样。有讨厌跑步却突然喜欢上的人，也有本来喜欢跑步却越来越觉得索然无味的人。跑步，不需要大把的金钱投入，喜欢的时候就去跑，碰上心怡的环境就去跑，可以有效减少脂肪。然而，人生并不仅仅只是追求这些，有时也要看心情和自己的身体状况。如果无论如何也无法坚持跑步，就去迎接其他挑战吧！

我们不是竞技运动员，无法坚持并不等于瘦身失败，没有养成跑步的习惯，也不要轻言放弃，说什么"我不适合跑步""怎么也不会瘦下来"之类的泄气话。多去尝试吧，一定会有办法！

最重要的，是始终勇往直前。

本章瘦身关键

◎鼓起休息的勇气

◎比起高手，效仿身边的朋友会更好

◎结交跑步伙伴

附 录

跑步瘦身法提倡的
训练与拉伸运动

练就可充分适应跑步的腿部肌肉，加速脂肪燃烧

在此要介绍的锻炼方法，与跑步瘦身法相匹配，做完全套需要1小时以上的时间，成效巨大。由于这套训练动作接近跑步动作，且负荷比跑步大，因此可有效锻炼跑步时运用到的肌肉，更好地促进成长荷尔蒙分泌，促进脂肪分解。锻炼后再开始跑步，脂肪燃烧的效率会急剧提高。

训练 I 完全不会对膝关节造成负担，最适合没有运动习惯的人练习，是不经常跑步的人特别青睐的锻炼方法。这套训练不仅可以锻炼跑步所必需的下半身肌力，还可强化最容易受伤的膝关节力量。在意体重的人、对突然开始跑步抱有不安的人，可以在身体能承受的范围内试一试。

体重已经不再有明显变动的人，若想在体内按下瘦身开关，就要在跑步前做训练 II。训练 II 由迈腿动作和跳跃构成，对膝盖有一定冲击，

能培养跑得更远更轻松的力量，更有效降低体脂肪。如果单做一个感觉不够，那么就连续做训练Ⅰ和训练Ⅱ吧！

无论是训练Ⅰ还是训练Ⅱ，都是在每个步骤上增加一个新动作的训练方式，这些动作都考虑到在长距离跑步过程中累积的疲劳，所以，这种训练会给予下半身的肌肉与跑步等同或更多的压迫。这套动作大致会在10分钟内给双腿施加大约走10公里的负荷，如此一来，在无法跑步的日子或下雨天，也可以做训练。

也许你会对训练的动作目瞪口呆："必须要记住这么多动作吗?!"请不要担心。这些训练只是在非常简单的动作上进行变更，身体会很快记住。如果没有自信可以记住动作的人，也可以利用智能手机的APP做辅助。当然，一开始无法完美地按照要求做也没关系。例如训练Ⅰ，在习惯之前，先做动作1～3，记住之后，做动作4～5。如此这般，循序渐进。

训练Ⅱ的所有动作，也可分阶段开始。像跳舞或做有氧运动那样开始，配上喜欢的音乐，说不定就可以轻松愉悦地坚持下去。

训练
I—①
30秒
空气椅
AIR CHAIR

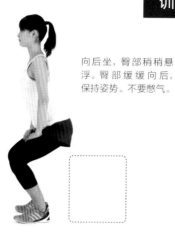

向后坐，臀部稍稍悬浮。臀部缓缓向后，保持姿势。不要憋气。

训练 I
很容易出错的地方

✕ 膝盖在脚尖之前

✕ 膝盖向内、向外

✕ 脚尖朝里或朝外

①
双脚打开，与肩同宽，脚尖稍稍向外。双手向前伸，与肩同高，手掌合十。

训练
I—②
蹲坐
（双臂张开）
SQUAT WITH ARMS OPEN

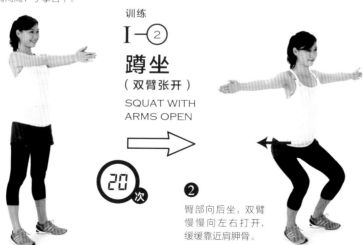

20次

②
臀部向后坐，双臂慢慢向左右打开，缓缓靠近肩胛骨。

训练

I-③ 单腿下蹲（容易）
ONE-LEGGED SQUAT EASY LEVEL

❶

单脚向前迈出，上身稍微前倾。迈出的那只脚承受 80% 的体重。双手放在迈出的那条腿的膝盖上。

❷

迈出的那只脚保持原姿势，后面那条腿尽量伸直。前边的小腿尽可能保持与地面垂直。

左右 **20** 次

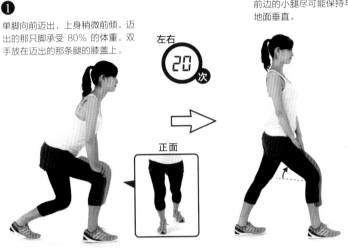

正面

训练

I-④ 单腿下蹲
ONE-LEGGED SQUAT

❶

后面那条腿的膝盖几乎碰到地板，单脚向前迈出，上身前倾。

❷

迈出的那只脚保持承受体重的状态，伸直膝盖。小腿尽可能保持与地面垂直。

左右 **20** 次

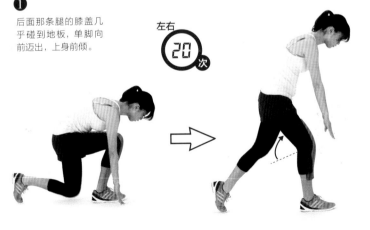

训练

I—⑤ 单腿下蹲（靠墙）
ONE-LEGGED SQUAT ON WALL

左右
20
次

❶
背墙而立，一只脚轻轻向前迈出，另一只脚靠在墙上。

❷
迈出的那只脚保持承受体重的状态，缓缓屈膝。小腿尽可能保持与地面垂直。

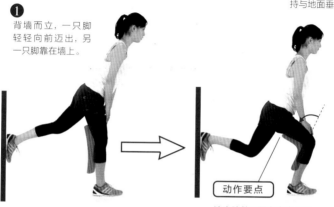

动作要点

注意膝盖不要在脚尖之前。脚后跟压向地板，可有效锻炼臀部和大腿内侧的肌肉。

训练

I—⑥ 单腿下蹲（平衡）
ONE-LEGGED SQUAT BALANCED

左右
20
次

❶
后面那条腿的膝盖几乎碰到地板，单脚向前迈出，上身前倾。

动作要点

拉伸背肌，手臂和后腿呈一条直线。

❷
迈出的脚保持承受体重的状态，伸直膝盖。同时，伸直双臂和后面的腿。

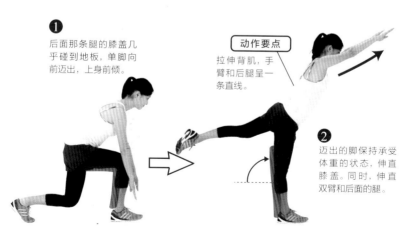

训练

I-⑦ 跑者
RUNNINGMAN

❶ 首先保持站立，然后一条腿向后大幅度拉开。前面那条腿的膝盖轻轻弯曲，承受80%的体重。

动作要点

做跑步动作时，左右的手肘交替拉伸，有节奏地摆动。

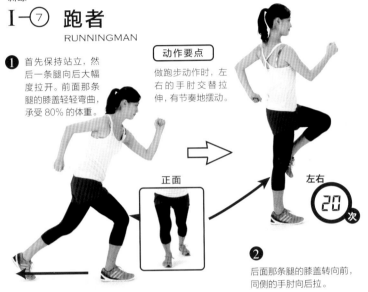

正面

左右 **20** 次

❷ 后面那条腿的膝盖转向前，同侧的手肘向后拉。

训练

I-⑧ 跑者（平衡）
RUNNINGMAN BALANCED

❶ 保持站立，一条腿向后大幅度拉开。前侧腿的膝盖轻轻弯曲，身体前倾，抬起后侧的腿。

❷ 拉伸背肌，保持前倾的姿势，后侧腿的膝盖转向前，同跑步时的动作一样，同侧的手肘向后。

左右 **20** 次

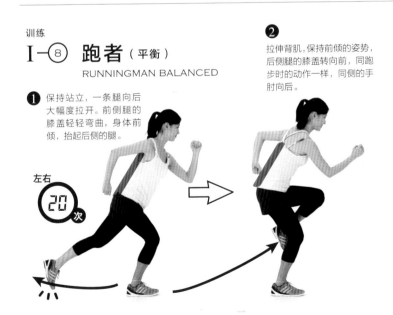

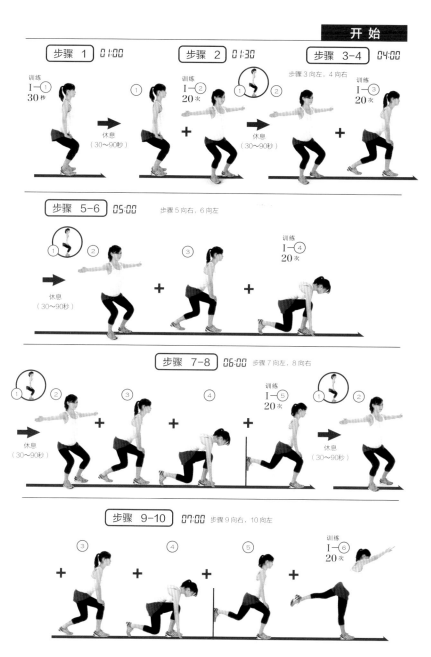

步骤 1　01:00

训练
Ⅰ—①
30秒

休息
（30～90秒）

步骤 2　01:30

训练
Ⅰ—②
20次

①　②

休息
（30～90秒）

步骤 3-4　04:00

步骤 3 向左，4 向右

训练
Ⅰ—③
20次

步骤 5-6　05:00　步骤 5 向右，6 向左

①　②

③

训练
Ⅰ—④
20次

休息
（30～90秒）

步骤 7-8　06:00　步骤 7 向左，8 向右

①　②

③

④

训练
Ⅰ—⑤
20次

①　②

休息
（30～90秒）

休息
（30～90秒）

步骤 9-10　07:00　步骤 9 向右，10 向左

③

④

⑤

训练
Ⅰ—⑥
20次

139

步骤 11 向右，12 向左

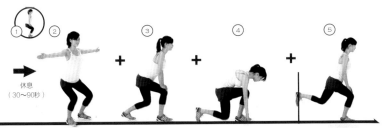

休息
（30～90秒）

步骤 11-12

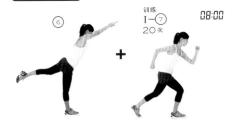

训练
I—⑦
20次

08:00

步骤 13 向右，14 向左

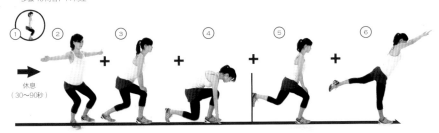

休息
（30～90秒）

跑步瘦身法 HOW TO BURN YOUR BODY FAT IN THE MOST EFFECTIVE WAY

练出不给膝盖增加负担的腿部肌肉

训练 I | 全套动作

步骤 13-14   09:00

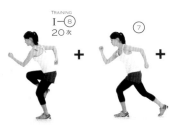

TRAINING
I—⑧
20次

在这组训练中需要注意的是，除空气椅和蹲坐外，所有动作都是左右轮换。例如步骤 3～4，做完空气椅、深蹲、单腿下蹲（右）后休息一会儿，再做空气椅、深蹲、单腿下蹲（左）。请记住，右腿先做空气椅和深蹲运动，休息，左腿再进行空气椅和深蹲运动，休息。

完成
总耗时 41:30

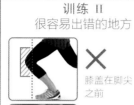

训练 II
很容易出错的地方

  ✕ 膝盖在脚尖之前

✕ 膝盖向内、向外

 ✕ 脚尖朝里或朝外

训练 II-①

前弓步（容易）
FRONT LUNGE EASY LEVEL

40次

双手背到身后交叉，身体下蹲，向前迈出一步。之后恢复之前的姿势，另一只脚再迈出。左右交复。

【动作要点】

注意身体不要前倾。

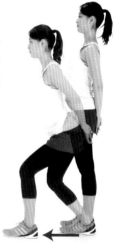

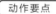

训练 II-②

前弓步
FRONT LUNGE

40次

正面

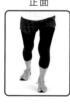

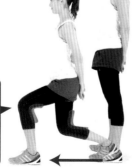

双手背到身后交叉，双膝呈直角，大幅度向前迈出。之后恢复之前的姿势，再迈出另一只脚。左右交替。

【动作要点】

注意身体不要前倾。

前弓步（困难）
FRONT LUNGE HARD LEVEL

40 次

双手在头后交叉，上身不要前倾，尽可能大幅度地向前迈出一条腿。之后恢复之前的姿势，另一条腿再迈出。左右交替。

动作要点

大步迈出后，注意膝盖和脚尖不要左右移动，注意膝盖不要过度前倾。

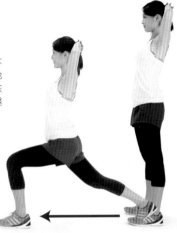

前弓步（困难＋举手）
FRONT LUNGE HARD LEVEL WITH HANDS UP

40 次

动作要点

双手不是在头部正上方，而是稍稍倾斜。

双手伸到头部上方，上身不要前倾，尽可能大幅度地向前迈腿。之后恢复之前的姿势，另一条腿再迈出。左右交替。

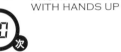

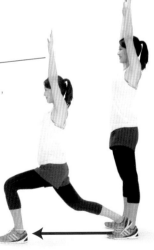

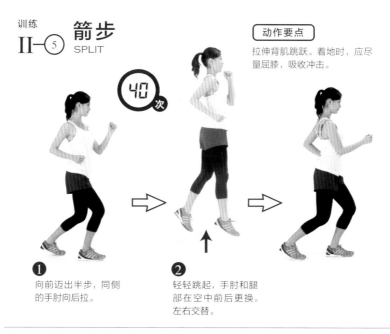

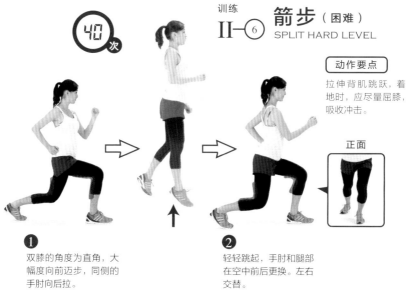

步骤 1 `01:30`

步骤 2 `02:30`

步骤 3 `03:30`

训练
II—①
40次

①

训练
II—②
40次

休息
（30~90秒）

①

②

训练
II—③
40次

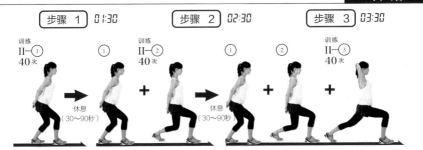

休息
（30~90秒）

步骤 4 `04:30`

跑步瘦身法

HOW TO BURN YOUR BODY FAT
IN THE MOST EFFECTIVE WAY

**这样锻炼腿部相当于
跑了二十公里**

训练 II

全套动作

①

②

③

训练
II—④
40次

休息
（30~90秒）

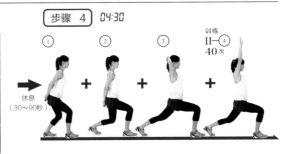

步骤 5 `05:30`

①

②

③

④

训练
II—⑤
40次

休息
（30~90秒）

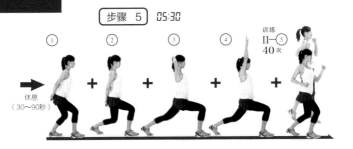

完成

总耗时 `24:00`

步骤 6 `06:30`

①

②

③

④

⑤

训练
II—⑥
40次

休息
（30~90秒）

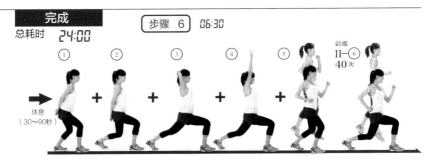

预防膝痛和腰痛

　　导致膝痛的大部分原因在于下半身的肌力差、柔韧性低。大腿外侧的大腿四头肌是目标训练部位。这里的肌肉得到锻炼后，膝盖运动起来更加稳固，没有多余的负担。刚开始跑步的人、很久没有运动的人、对肌力没有自信的人，以及年龄在 25 岁以上、大腿四头肌肌力却持续低下的人，开始每天锻炼大腿四头肌吧。

　　要想缓解腰痛，位于腹部深处的肌肉——腹横肌是锻炼的目标。我想一定会有人问："为什么要锻炼腹横肌？"腹横肌可以说是天然的护腰带。紧紧护住腰部的腹横肌一旦松弛，就会给腰部的肌肉和关节造成负担。运动经验少的人想锻炼腹横肌是非常有难度的，已患有腰痛的人应在专家的指导下进行肌肉训练，方可减轻疼痛。没有充分准备，就突然按照自己的方法做猛烈的锻炼，无法刺激位于腹部表层的腹直肌，进而也无法依赖其使腹横肌得到锻炼，因此肌力完全无法增强。

热身
PRE EXERCISE

坐在地板上，将卷起的毛巾放在一条腿下，双手放在身后。膝盖慢慢拉伸，慢慢放松。

左右 **20** 次

抬高 4 秒 → 放下 4 秒

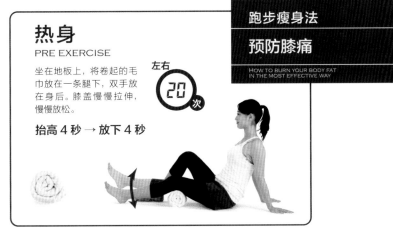

坐姿腿屈伸
LEG EXTENSION

坐在椅子上，一条腿的膝盖慢慢伸直，抬脚，再慢慢放下。

**抬高 4 秒
→ 放下 4 秒**

左右 **20** 次

坐在椅子上，一条腿与另一条腿交叉。下方的腿支撑着上方的腿抬起。慢慢抬高，再慢慢放下。

**抬高 4 秒
→ 放下 4 秒**

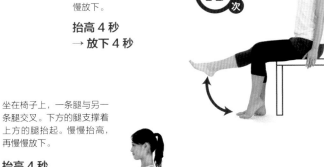

坐姿腿屈伸（困难）
LEG EXTENSION HARD LEVEL

左右 **20** 次

腹部肌肉训练
BODY TRUNK EXERCISE EASY LEVEL

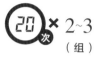

20 次 × 2~3 （组）

仰面躺下，弯曲膝盖，双臂放在身体两侧。上下活动腰部。

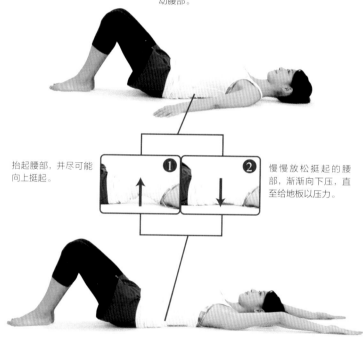

抬起腰部，并尽可能向上挺起。

❶

❷

慢慢放松挺起的腰部，渐渐向下压，直至给地板以压力。

腹部深层肌肉训练
BODY TRUNK EXERCISE

20 次 × 2~3 （组）

仰面躺下，弯曲膝盖，双臂拉伸至头部上方。上下活动腰部。

腹部肌肉训练（困难）
BODY TRUNK EXERCISE HARD LEVEL

20次 **✕ 2~3**（组）

仰面躺下，双臂伸至头顶
上方。上下活动腰部。

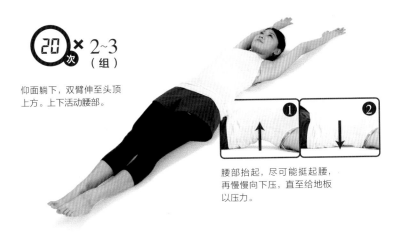

腰部抬起，尽可能挺起腰，
再慢慢向下压，直至给地板
以压力。

腹部深层肌肉训练 + 仰卧卷腹
BODY TRUNK EXERCISE HARD LEVEL
+CRUNCH

10次 **✕ 2~3**（组）

仰面躺下，双臂伸至头顶
上方。上下活动腰部。
腰部抬起，尽可能向上挺
起，再慢慢放松，渐渐向
下压，直至给地板以压力。

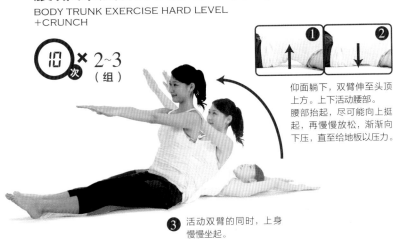

❸ 活动双臂的同时，上身
慢慢坐起。

为什么在跑步瘦身法中，必须做肌肉拉伸运动？

　　肌肉收缩就会导致柔韧性渐渐降低，关节的可动域变小，容易产生疼痛。若在这种情况下直接运动，会给强行被拉伸的部位造成负担，还会让人对跑步产生抵触心理。相反，若提升身体柔韧性，尽快恢复体力，也不会影响下次跑步的热情。从可预防伤病和恢复体力这点来看，运动后拉伸收缩的肌肉非常有必要。

　　肌肉越长，柔韧性越好，相对地，越短则柔韧性越差。每天坚持进行肌肉拉伸，肌肉会慢慢变长，建议每周至少做三次肌肉拉伸运动。即使每天只做数分钟，节奏也会越来越好，习惯之后，就会非常轻松。

　　这里为大家介绍因跑步而导致疼痛和易产生不舒适感部位的拉伸运动。运动时有三点要注意：1.时机选择在跑步之后，肌肉温度还未下降之前；2.保持在稍感疼痛但又能忍受的程度；3.拉伸开后屏息 20～30 秒。在不跑步的日子，沐浴后，最好泡在浴缸里，提高全身的肌肉温度。

基本的拉伸动作

跑步后，最好做一些最基本的拉伸动作。在此介绍如何拉伸人们容易忽视的部位和需要下一点功夫来拉伸的部位。小腿和足底是这种部位的代表。为了支撑全身体重，这些部位在每次走路时，都会受到冲击。没有拉伸习惯的人，这些部位僵硬得超乎想象。

小腿的拉伸动作
SHINS

左右各 30 秒

正坐，用一只手抬起膝盖。平衡感差的人，另一只手可托住后面。

正坐，踮起脚，脚后跟抵住臀部。

足底的拉伸动作
FEET

3 个方向各 30 秒

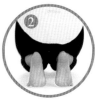

脚趾张开，脚后跟靠拢，抵住臀部。主要拉伸大脚趾一侧。

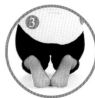

脚趾并拢，脚后跟向左右打开，抵住臀部。主要拉伸小脚趾一侧。

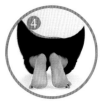

左右脚平行，脚后跟抵住臀部。拉伸整个脚部。

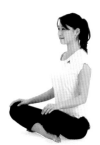

基本姿势

直起背并放松,
盘腿坐下。

大腿内侧的
拉伸动作
HAMSTRINGS

3 个方向各 30 秒,
左右交替

动作要点

仅弯曲背部,无法拉伸大腿内侧。小
腹应尽可能靠近大腿,循序渐进。

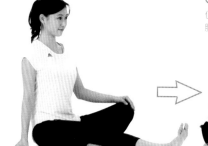

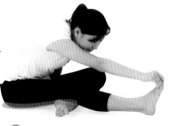

❶ 做出基本姿势后,将一条腿向前伸直。
另一条腿置于大腿内侧。

❷ 上身向前倾。伸手够住伸直的那条
腿的脚趾。

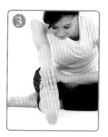

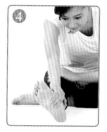

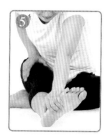

❸ 由于大腿内侧分布着很
多肌肉,因此拉伸须变
换脚趾的方向。首先,
脚趾向上。

❹ 脚趾向外,用同一侧的
手抓住脚心,拉伸大腿
内侧。上身用力向前倾。

❺ 脚趾朝内,用另一侧的
手抓住脚的外侧,拉伸
大腿内侧。

大腿外侧的
拉伸动作
QUADRICEPS

左右各 30 秒

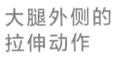

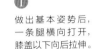

① 做出基本姿势后，一条腿横向打开，膝盖以下向后拉伸。

② 抓住向后拉伸的那条腿的脚尖，拉伸大腿外侧。此时，身体扭向反方向，努力拉伸。

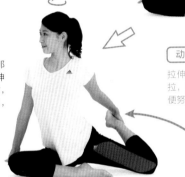

动作要点

拉伸背肌的同时，膝盖向后拉，脚后跟一旦靠近臀部，便努力拉伸。

---

① 手掌触地，一条腿向后拉伸。

臀部、大腿根部的
拉伸动作
HIP AND HIPJOINT

左右各 30 秒

② 后方的大腿外侧压向地板。

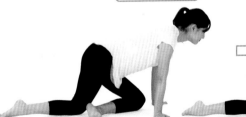

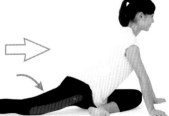

动作要点　拉伸前方弯曲腿一侧的臀部，以及向后伸的腿一侧的大腿根部。

拉伸可能出现
问题的部位

这是有充足时间时做的拉伸动作。跑步后，体侧和骨盆的宽度容易延伸，头部会出现疼痛等症状。如果担心出现这样的问题，可在基本拉伸动作的基础上增加一些拉伸动作。

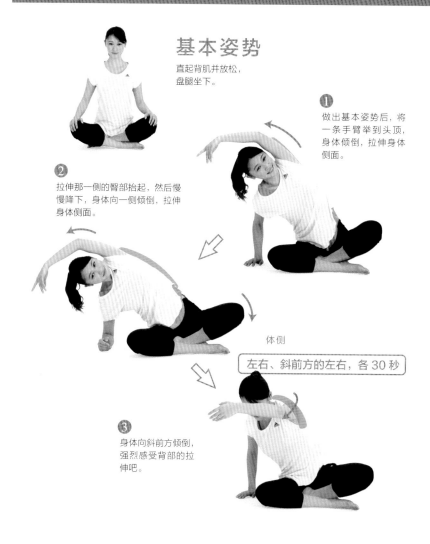

基本姿势

直起背肌并放松，
盘腿坐下。

① 做出基本姿势后，将一条手臂举到头顶，身体倾倒，拉伸身体侧面。

② 拉伸那一侧的臀部抬起，然后慢慢降下，身体向一侧倾倒，拉伸身体侧面。

③ 身体向斜前方倾倒，强烈感受背部的拉伸吧。

体侧

左右、斜前方的左右，各30秒

153

颈部的拉伸动作
NECK

正面、左、右各 30 秒

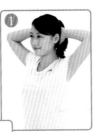

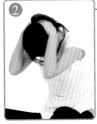

做出基本姿势后，双手抱住头部。肘部面向正面，使用手臂的重量向颈部后面拉伸。

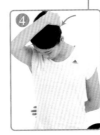

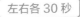

一只手环腰，另一只手抱住头后部。保持这一姿势向斜前方倾倒，拉伸颈部的斜后方。另一侧重复同样动作。

大腿内侧和侧面的拉伸动作
THIGHS

左右各 30 秒

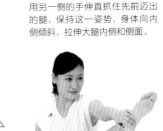

用另一侧的手伸直抓住先前迈出的腿，保持这一姿势，身体向内侧倾斜，拉伸大腿内侧和侧面。

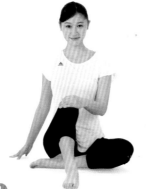

一条腿向前迈出，同侧的手向后。

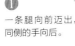

154

臀部、腰部的拉伸动作
HIP AND BACK

左右各 30 秒

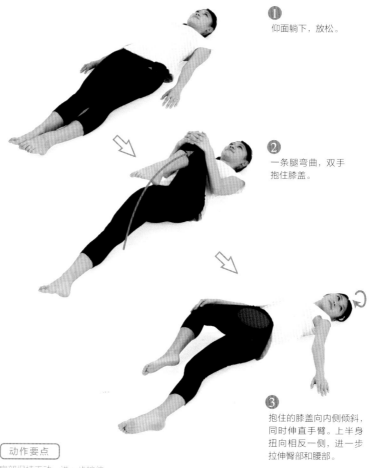

❶ 仰面躺下，放松。

❷ 一条腿弯曲，双手抱住膝盖。

❸ 抱住的膝盖向内侧倾斜，同时伸直手臂。上半身扭向相反一侧，进一步拉伸臀部和腰部。

动作要点

肩部保持不动，进一步拉伸。

髋关节、腰部的拉伸动作
HIPJOINT AND BACK

左右各 30 秒

①
身体朝下，双手托住
脸部下方。

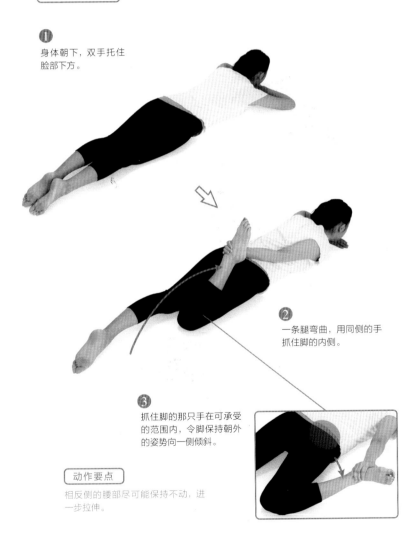

②
一条腿弯曲，用同侧的手
抓住脚的内侧。

③
抓住脚的那只手在可承受
的范围内，令脚保持朝外
的姿势向一侧倾斜。

动作要点

相反侧的腰部尽可能保持不动，进
一步拉伸。

制订跑步计划

下面是跑步瘦身法所需的计算公式和一周计划日志。请根据想要达成的目标，结合下方的计算公式，设计最适合你的一周跑步方案。

根据每周、每月的锻炼结果、完成情况、身体状况和体重的变化情况，也可修正目标。在跑步日志的 MEMO 栏，可记录有关饮食、运动、身体状况、生活习惯的情况，个人的在意点、反省点、成长点，跑步给身心带来的变化、没有料想到的成果等，内容不限。

现在的目标
（ ）个月以内，减掉（ ）公斤的体脂肪！
为此，1 个月内跑步消耗（ ）千卡路里，
1 星期内跑步消耗（ ）千卡路里！

记住这些数字！ ①
自己的体重（公斤）× 跑步的距离（公里）= 消耗卡路里（千卡）
消耗体脂肪必需能量为 1 克 =7.2 千卡路里
计算公式举例：
希望半年减重 6 公斤，则 1 个月要减掉约 1 公斤体脂肪。
1 个月消耗 1000 克 ×7.2 千卡 =7200 千卡
1 星期消耗 7200 千卡 ÷4=1800 千卡
假设体重为 70 公斤，1800 千卡 ÷70 公斤 =25.72 公里
则 1 星期约跑步 26 公里，可达到半年减重 6 公斤的目标。
在后面的跑步日志中，记录下 7 天跑 26 公里的历程。

记住这些数字！ ②
最有效瘦身的心率计算公式 Karvonen 法
（220 - 年龄 - 静息心率）×0.6~0.8+ 静息心率 = 目标心率
※ 静息心率 =30 秒内的心跳数 ×2

跑步日志

将这个日志中自认为需要的项目抄写下来，贴在手账或笔记本上，制作专属的计划笔记。

● 每天都有跑步、肌肉锻炼、上下楼梯、休息日四个选项，当天付诸实施的，在相应的项目上画圈。

● 在跑步、肌肉锻炼栏的空白处，写下准备训练的内容。

● 每天在MEMO栏记下身体状况、日常饮食情况、想要表扬自己的地方、需要反省的地方等。

月　日（　　　）　　　　　　　　　　　MEMO

（跑步）　　　　（肌肉锻炼）　　（上下楼梯）
　　　　km　　　内容　　　　　（休息日）
（时间／　　　分）

月　日（　　　）　　　　　　　　　　　MEMO

（跑步）　　　　（肌肉锻炼）　　（上下楼梯）
　　　　km　　　内容　　　　　（休息日）
（时间／　　　分）

月　日（　　　）　　　　　　　　　　　MEMO

（跑步）　　　　（肌肉锻炼）　　（上下楼梯）
　　　　km　　　内容　　　　　（休息日）
（时间／　　　分）

月　日（　　　）　　　　　　　　　　　MEMO

（跑步）　　　　（肌肉锻炼）　　（上下楼梯）
　　　　km　　　内容　　　　　（休息日）
（时间／　　　分）

月　日（　　　）　　　　　　　　　　　MEMO

（跑步）　　　　（肌肉锻炼）　　（上下楼梯）
　　　　km　　　内容　　　　　（休息日）
（时间／　　　分）

月　日（　　　）　　　　　　　　　　　MEMO

（跑步）　　　　（肌肉锻炼）　　（上下楼梯）
　　　　km　　　内容　　　　　（休息日）
（时间／　　　分）

月　日（　　　）　　　　　　　　　　　MEMO

（跑步）　　　　（肌肉锻炼）　　（上下楼梯）
　　　　km　　　内容　　　　　（休息日）
（时间／　　　分）

MEMO

结　语

　　大多数通过跑步成功瘦身的人都有一个共同点，就是"将跑步变成习惯，喜欢上了跑步"。我多年来从事私人教练工作，接触过许多学员，目睹了数量繁多的真实案例，非常了解这一点。

　　买下这本书的读者，大多抱着这样的心态：这是一部介绍"跑步前食用 ×× 是最易变瘦的""跑步时做 ×× 是最易变瘦的"等"写满可简单达成的划时代效果的秘笈"。

　　确实，我认为本书也包含类似的内容，但是，我觉得要想通过跑步实现瘦身最关键的一点，是坚持。本书大部分内容是介绍如何提高并最大限度地引导出跑步效果的运动生理学秘诀，同时介绍如何做到坚持跑步。

　　变得喜欢跑步的过程因人而异。

　　起初，就算是"为了变瘦而不情愿地跑步"也没有关系。只要坚持下去，身体的变化、心情的变化、瘦身效率提升等细微的效果就会显现。这些变化会渐渐扭转原本不情愿的心情，甚至会涌出干劲，开始快乐地将跑步坚持下来。

我自己，也是不知不觉喜欢上跑步的一员。最近，当我开车时看到在步行道锻炼的人，总是会想："他看起来心情很好，我也想跑步。但是直到凌晨都有工作，没办法跑步啊……"身为职业教练，我常常十分敬佩那些高效管理时间、令工作和闲暇都非常充实的人。对于如今的我来说，要想实践跑步瘦身法，除了本书介绍的内容，抽出时间来跑步这一项看来也十分必要。

还无法喜欢跑步或者无法将跑步变成习惯的读者，阅读本书时如果产生"也许我也会改变"的想法，提高些自身的预见感，并将这些化为跑下去的精神食粮，我将很开心。更进一步，如果这样的读者将跑步变成习惯，使跑步成为生活中必不可缺的一项内容，我将万分幸福。

最后，感谢从企划阶段就开始为这本书考虑结构的老朋友——Lush！的长岛恭子，以及理解我的行程困难，热情地负责这个企划的Sunmark出版社的小元慎吾。

谢谢。

中野·詹姆斯·修一

图书在版编目（CIP）数据

跑步瘦身法 ／（日）中野·詹姆斯·修一著；王雪
译. —— 海口：南海出版公司，2018.1
ISBN 978-7-5442-6569-0

Ⅰ. ①跑… Ⅱ. ①中… ②王… Ⅲ. ①减肥－健身跑
－基本知识 Ⅳ. ①R161②G806

中国版本图书馆CIP数据核字(2017)第292871号

著作权合同登记号　图字：30-2017-093

SEKAIICHI YASERU HASHIRIKATA by Nakano James Shuichi
© Nakano James Shuichi 2015
Original Japanese edition published by Sunmark Publishing, Inc.
All rights reserved.
This Simplified Chinese language edition is published by Sunmark Publishing, Inc.,Tokyo
c/o Tuttle-Mori Agency, Inc.,Tokyo through Bardon-Chinese Media Agency, Taipei

跑步瘦身法
〔日〕中野·詹姆斯·修一 著
王雪 译

出　　版　南海出版公司　（0898)66568511
　　　　　　海口市海秀中路51号星华大厦五楼　邮编 570206
发　　行　新经典发行有限公司
　　　　　　电话(010)68423599　邮箱 editor@readinglife.com
经　　销　新华书店

责任编辑　张　锐
特邀编辑　黄莉辉
装帧设计　李照祥
内文制作　田晓波

印　　刷　三河市三佳印刷装订有限公司
开　　本　640毫米×960毫米　1/16
印　　张　10.5
字　　数　114千
版　　次　2018年1月第1版
印　　次　2018年1月第1次印刷
书　　号　ISBN 978-7-5442-6569-0
定　　价　39.50元